JN272950

科学的根拠から学ぶ

インプラント外科学

ベーシック編

古賀剛人 著

クインテッセンス出版株式会社 2003

Tokyo, Berlin, Chicago, London, Paris, Barcelona, Sao Paulo, New Delhi, Moscow, Prague, Warsaw, and Istanbul

科学的根拠から学ぶインプラント外科学　ベーシック編

2003年　5月10日　第1版　第1刷
2016年　4月10日　第1版　第8刷

執　　筆	古賀剛人
発 行 人	北峯康充
発 行 所	クインテッセンス出版株式会社 東京都文京区本郷 3 丁目 2 番 6 号　〒113-0033 クイントハウスビル　電話（03）5842-2270（代表） 　　　　　　　　　　　　（03）5842-2272（営業部） 　　　　　　　　　　　　（03）5842-2276（QDI 編集部）
印刷・製本	三松堂印刷株式会社

©2003　クインテッセンス出版株式会社　禁無断転載・複写
Printed in Japan　落丁本・乱丁本はお取り替えします。
定価は表紙に表示してあります。ISBN978-4-87417-766-2　C3047

序言

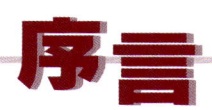

歯牙欠損は，部分欠損であれ無歯顎であれ，咀嚼・発語などの口腔機能障害という結果に至るだけでなく，指・腕・足などの四肢の切断と同様に，患者の生活の質（QOL）全体にも影響を及ぼすことはまれではない．すなわち，歯牙の喪失に続いて，顎骨の吸収が生じ，口腔機能が損なわれることが，しばしば患者の日常生活に対する自信の喪失までを引き起こしてしまう．

このような症例では，長期的かつ良好に機能することが可能な限り実証されている方法で，失われた歯列を回復する必要性を理解することが極めて重要である．

一定の条件が整えば，オッセオインテグレーションの原理に基づき，天然歯に代わるものとして顎骨固定の第三の歯により口腔機能を復元できる．

この治療の予知性は，使用するインプラントのハードウェアの製造精度と臨床術式の厳格なソフトウェアへの準拠に依存している．さらに，医学・歯学の分野では一般化されていることだが，注意深く確立された治療法を，長期的に多施設で追跡研究していくことの重要性も忘れてはならない．

本書はオッセオインテグレーション・バイオメカニクスの基本的な臨床論理を解説した書である．利用できる各種の術式・コンポーネントの中から，何を，いかに応用するべきかについて，詳しい紹介を含めて現時点における知見が検証されている．往々にしてありがちな，各個別製品についての微細な説明に終始することなく，われわれが詳細についてはごく断片的な知識と理解しか持ち合わせていない，生物工学的事象の複雑性を尊重した内容になっている．

細部に注意を払いながら，慎重に治療計画と準備を行い，治療を実施することが，オッセオインテグレーション臨床応用の鍵である．本書で述べられているように，術前の評価はもっとも重要である．

本書に続く次書は，免疫生物学的な拒絶反応を喚起することなく，非生物学的固定材料であるチタンを，患者の生涯にわたって機能するようにヒトの骨格へ応用するために，臨床的実際をそれぞれ独自の生物学的見地から検証しようとするものである．

治療の予知性は，証明された工学的要素の選択や，文献で実証された各症例に適した外科的・補綴的術式からの不必要な逸脱を回避することに左右される．われわれはまだ，口腔の組織を失い，健康を損なった患者の必要性を満たす，安全で実現可能な治療モデルを確立する初期段階にあることを忘れてはならない．

2003年3月16日　イェテボリにて

Per-Ingvar Brånemark

執筆にあたって

　現代インプラント治療法の確立は，1962年のBrånemarkによるオッセオインテグレーションの発見に始まる．しかしながら，歯科の歴史を振り返る時，人類があまりにも昔からインプラント治療を試していたことに驚く．現在判明している中でもっとも古いインプラントは，1981年に現在のトルコで発見された石製（方解石：calcite）インプラントで，紀元前550年頃のものとされる．Harvard大学Peabody考古学・人類学博物館には，紀元600年頃のものと考えられる，現存する最古の「成功した」インプラントが保管されている．これは古代マヤ文明のもので，下顎切歯部の3本が真珠貝製のインプラントに置換され，生前に口腔内で機能していたことも詳細な調査によって判明している．

　インプラント治療は，古代における補綴治療としてはもっとも古い発想なのかもしれない．たとえば，抜けた歯を抜歯窩に戻そうというアイデアは，ある意味でプリミティブなものであろう．では，なぜインプラント治療法の確立に人類は数千年の時間とBrånemarkの登場を必要としたのであろうか．臨床的には成功していたとされるマヤ文明のインプラントが後世に伝わらなかったのはなぜであろうか．

　現在，臨床医学の分野では，EBM（Evidence Based Medicine）に照らして，標準治療方法の確立が多くの疾病に対して進んでいるが，「EBMに照らす」とは以下の事項を考慮することである．

1) 生物学的に許容可能であること（治療に対する原因や結果，すなわち因果律がある程度解明されていること）
2) 動物実験の存在（実験群と対照群とを用いた客観的な研究が存在すること）
3) 臨床研究の存在（標準化された手法を用いて，根本的な変更のないテクニックで，十分な対象数と一定以上の期間の臨床追跡調査を経て，再現性の高いものでなければならない）
4) それらが学術誌に科学論文として発表されていること

　これらの事項をすべて満たしたインプラント治療の研究は，Brånemarkらのチームによって始めて達成され，インプラント治療がEBMに合致する治療法として認知されるに至った．われわれ歯科医師は，経験主義的な治療や診断を可及的に廃し，自らの臨床を省みて，EBM的な治療，すなわち科学的根拠に基づいた治療を行う必要がある．

　近代になっても，さまざまなインプラントが試されたが，予後が悲惨なものであったことは否定できない．歯科の臨床は技術的要素が強いために，臨床家は（とりわけ自らの手技に自信のある臨床家ほど），テクニック的，経験的なドグマ（dogma：独断）に陥りやすい．それを避けるためには，前述した4つの条件を満たす文献を根拠として，クリティカルに（省察的に）さまざまな臨床ファクターをチェックし，現在，何が明らかで，何が判明していないのかを学ぶ必要がある．

　本書は，インプラント治療を行う臨床家が，オッセオインテグレーションを獲得するために必要とされるさまざまな臨床ファクターを，文献ベースで分析したものである．エビデンスによって書かれた著書は，時に現実の臨床との距離を感じることが多いが，ここでは，あくまで臨床家のスタンスに立った分析を心がけた．本年4月3日にBrånemark教

授とお会いする機会があり，先生は，本書が大変面白い視点で書かれており，興味深く内容を読んだことを話してくださった．先生が序言の最後に述べておられる，実証された科学的根拠からの逸脱に対する戒めが，本書の内容と一致していることを著者は誇りにするものである．

　本書の第1部は，インプラント外科を行う臨床家が知っておくべき基礎知識で，外科のトレーニングを受けずにインプラント外科を行う歯科医師が学ぶべき事項を網羅したものである．第2部における臨床ファクターの分析は，著者がスウェーデンのUppsala大学口腔顎顔面外科の大学院生として学んできた考え方がベースになっている．

　執筆にあたっては，読者の方々を，インプラント治療を行った経験のない方から長年インプラント治療を行ってきたベテランの歯科医師にまで幅広く想定して著述した．本書は，総論的な内容ながら，EBMに裏付けられたインプラント外科学を学びたい臨床家に必要なベーシックサイエンスを，ほぼ網羅できたと自負している．本書の続編である，各論的な内容の「応用編」（近日出版予定）では，より臨床的で高度なインプラント関連の外科学について，臨床テクニックと科学的根拠を，本書と同様なスタンスで論じていく．本書の使い方については，詳しく次ページで述べるが，この本が，普段から座右に置かれて，臨床で迷った時に開くような書となれば幸甚である．

2003年4月吉日
古賀剛人

謝辞

　人類に近代インプラントの手法を確立して与えられ，ご多忙中にもかかわらず，ていねいに本書の内容をお読みくださったうえで序言まで賜ったP-I Brånemark教授，Uppsala大学の大学院生時代，口腔顎顔面外科学をご指導していただいたJan M Hirsch教授，大学病院のスタッフ達，Uppsala大学の補綴科のHeadで，個人的にいつも温かく見守ってくださったKarl Ekstrand先生，1989年からご指導いただいたBOC（Brånemark Osseo-integration Center）の小宮山彌太郎先生，第1部第2章の「創傷治癒のバイオロジー」の章をご多忙のなかチェックしてくださった東京歯科大学臨床検査学研究室の井上孝教授，私にスウェーデン流の科学的根拠を重視した文献ベースの勉強法を教え，留学中はいつも励ましてくださったSDC（Sweden Dental Center）の弘岡秀明先生，即時過重や偶発症の臨床スライドを快く提供してくださった札幌ファクトリー・インプラント・センターの舘山良樹先生，私の著作活動を理解し，いつも支えてくれるスタッフ一同，留学時代から私の考えに賛同し，辛抱強く執筆を支えてくれたクインテッセンス出版(株)の畑めぐみ編集長，編集者の仙頭正教氏，2年間の連載時にお世話になった木村明氏に深く感謝します．

To my wife Kayoko ;
my children Kenta, Yuta, Daiki ;
my mother Sachiko Koga ;
and to the memory of my father Teruhiko Koga who is no longer with us.
TK

本書の使い方

　本書は基本的に見開きのページで最小単位の項目が完結するように心がけた．第1部第1章以外は同様な構成になっている．それぞれの内容を冒頭に1行で要旨を表現するように工夫したので，全体像を把握しやすいと思う．最小単位の項目は，前半に文献ベースの事実を記し，後半でそのエビデンスの臨床応用を，著者の意見や世界中の著明な歯科医師らとの私信を交えて検証する構成をとった．本書の大きな目的の一つは，エビデンスに臨床という生命を吹き込むことにある．

第1部：インプラント外科を行う臨床家が事前におさえておくべき知識を述べた．第1章の「外科のプリンシプル」は，本書の他の部分とは構成が異なり，外科的なトレーニングを受けたことのない臨床家が最低限学ぶべきことを説明している．ポイントだけ拾い読みしても把握できるように工夫してあるので，外科学を学んだ読者にも知識を整理するうえで役立てていただけると思う．第2章は，創傷治癒のバイオロジーを各ステージで解説し，それをどう応用して臨床で生かすかということを「臨床への示唆」として示した．この章を入れた主旨は，創傷を人為的に生じさせる外科学は，治癒のバイオロジーに対する理解が不可欠だからである．オッセオインテグレーションを獲得するということは，硬・軟組織の適切な治癒をインプラントに生じさせることと換言できる．「臨床への示唆」で著者の臨床的視点を補足している．

第2部：オッセオインテグレーション獲得のための条件についての臨床ファクターを，文献ベースで検証した．各項目は独立して読めるように配慮し，重複する項目は，参考ページを指示した．最初から最後まで通読すれば，オッセオインテグレーションに影響する因子を体系的に理解できると考えている．

Evidence：特に重要であると判断した文献は，概要やパラメータを述べ，データをグラフ化するなどしてより詳細に読者に解説するようにした．Evidenceにも「臨床への示唆」を示し，著者の臨床的解釈とその文献から学ぶ内容を具体的に解説するよう努めた．

参考文献：参考文献の提示は，各章ごとにアルファベット順に提示し，複数ヵ所引用したものは，そのすべてのページが示されている．それによって，引用箇所が多いものほど，本書の見地からは重要な（少なくとも有用な）論文と言えるかも知れない．英索引の充実と同様に，自ら原著にあたって学びたい方のための便宜を図った．

索引：本書は読者の利便性を考慮し，できるだけ多くの索引を網羅するようにした．辞書的および教科書的な本書の使用を想定したものである．

エビデンスを読むための英キーワード集：本書では，キーワードを，可及的に英語と日本語を併記するように努め，それを巻末にまとめてある．専門英語を学ぶのに利用していただきたい．これらをすべて覚えれば，インプラントに関する英論文を読む時の語彙として有用であろう．

目次

第1部　インプラント外科の条件
―執刀前に学ぶ基本知識―

第1章　外科のプリンシプル …… 2

Principle 1　外科的な診断は前もって慎重に …… 2
1）データ収集　2
2）経験的判断の回避と科学的根拠　2

Principle 2　外科手術のファーストステップは明視野の確保 …… 3
1）術野の確保　3
2）光量の確保　3
3）外科術野における血液などのコントロール　3

Principle 3　外科手術にとって無菌的操作は不可欠 …… 5

Principle 4　切開は大きなストロークで十分な長さを …… 7
1）メスの選択　7
2）メスの力のコントロール　7
3）手術解剖学の重視　7
4）メスの角度　7
5）切開線の位置　7
6）切開の長さ　7

Principle 5　フラップデザインのキーは血流確保とテンションフリー …… 8
1）フラップ壊死の回避　8
2）フラップ裂開の回避　8
3）フラップの裂傷，挫滅の回避　8

Principle 6　組織の扱いは挫滅，乾燥，熱，リトラクトに注意 …… 9
1）硬組織の注意点　9
2）軟組織の注意点　9
3）硬・軟組織共に乾燥に注意　9

Principle 7　止血法でこれだけは知っておく　　　10
　　1）創傷の止血法　*10*
　　2）バイタルサイン　*11*

Principle 8　死腔のマネージメントは術後感染対策に重要　　　12

Principle 9　汚染除去には生理食塩水での洗浄　　　12
　　1）汚染除去　*12*
　　2）壊死組織除去　*12*

Principle 10　縫合は術者の技量を映す鏡　　　13
　　1）持針器の選択と操作法　*13*
　　2）縫合糸の選択　*14*
　　3）縫合針の選択　*14*
　　4）創の外反　*15*
　　5）各縫合法の種類と特徴　*16*

Principle 11　浮腫形成を減らすには付着粘膜に切開を設定　　　18

Principle 12　患者の健康と栄養状態を術前に考慮　　　18

第2章　創傷治癒のバイオロジー　　　20

1. 組織損傷の病因　　　20

2. 上皮再生のバイオロジー　　　21

3. 創傷治癒の諸相　　　22
　　1）炎症期　*22*
　　2）組織修復期　*24*
　　3）組織再構築期　*24*

4. 創傷治癒の阻害要因　　　26
　　1）異物　*26*
　　2）壊死組織　*26*
　　3）虚血　*26*
　　4）創面のテンション　*26*

5. 一次治癒と二次治癒　　　27

6. 抜歯窩における創傷治癒 ……………………………………………… *28*

7. 骨の創傷治癒 …………………………………………………………… *29*

8. オッセオインテグレーション ………………………………………… *32*

臨床への示唆

- ◆接触抑制は切開線の設定時に意識する　21
- ◆炎症期にあたる手術後3〜5日間は創が裂開しやすい　22
- ◆インプラント埋入手術後の義歯は床縁を短くした方がよい　24
- ◆創傷は収縮することを忘れない　24
- ◆虚血の原因には創傷部への過剰な外圧や内圧，低血圧症などがある　26
- ◆テンションフリーな創の閉鎖が重要である　26
- ◆一次治癒獲得の条件は，創傷前の位置関係の復元と死腔を作らないこと　27
- ◆抜歯窩では，軟組織で6〜8週間，骨では6〜9ヵ月間，インプラント埋入に際して治療を待たなければならない　28
- ◆骨の創傷治癒の二大要因はインプラント外科手術でのリスクファクターを示唆している　31
- ◆オッセオインテグレーションの概念は，患者，臨床家，研究者の各レベルによって異なる　34

第2部　オッセオインテグレーションの条件
—臨床ファクターの分析とそのエビデンス—

第1章　宿主に関する臨床ファクター ……………………… *38*

1. 全身状態 ………………………………………………………………… *38*

2. 骨量と骨質 ……………………………………………………………… *46*
    1）骨量　*46*
    2）骨質　*46*
    3）Lekholm & Zarb の骨量と骨質の評価　*46*

3. 埋入部位 ………………………………………………………………… *51*

4. 年齢 ··· 52
　　　　1) 高齢　*52*
　　　　2) 若年齢　*53*

5. 感染 ··· 54

6. 放射線被爆 ··· 57

7. 喫煙 ··· 57

臨床への示唆
◆理由はいまだに不明だが，インプラントの失敗は特定の患者に生じやすい　39
◆骨量は骨質よりもインプラントの適応を左右する　47
◆歯槽堤の骨吸収は，上下顎の相対的位置関係をも変えてしまう　47
◆オッセオインテグレーション獲得に限れば，部位よりも骨量がより影響を与える　51
◆インプラント治療は高齢者にも予知性の高い治療法である　52
◆生物学的に成長が止まるまでインプラント治療は行うべきではない　53
◆抗生剤の術前予防投与は長期術後投与と背景が違う　55
◆インプラント治療に限れば，抗生剤の術前予防投与（長期術後投与なし）にはまだ疑問が残る　56
◆放射線治療患者には，数年後のネガティブな可能性についても伝えておく　57
◆骨造成には禁煙が必要と考えられる　58

第2章　術者ファクターとエビデンス ·· 60

1. 手術環境 ··· 60

2. 手術経験 ··· 62

3. 切開 ··· 64

4. 埋入窩の形成温度 ··· 65

5. 埋入窩の形成精度 ··· 66

6. 微小動揺 ··· 67

7．インプラントと骨の適合性 ……………………………………… 68

8．バイコーティカル固定とモノコーティカル固定 ………………… 69

9．インプラントの固定度の評価法 ………………………………… 71

10．初期固定の必要性 ………………………………………………… 73

11．インプラントの長さと直径 ……………………………………… 75

12．インプラントの必要本数 ………………………………………… 77

13．インプラントの埋入方向 ………………………………………… 78

14．ネジ山の露出 ……………………………………………………… 81

15．抜歯窩への即時埋入 ……………………………………………… 83

臨床への示唆

- ◆インプラント外科手術は無菌的な手術環境で行われるべきである　61
- ◆インプラント外科手術の経験以前に，基本的な外科のトレーニングが必要である　63
- ◆現在は歯槽頂切開が第一選択である　64
- ◆インプラント外科手術に内部注水は禁忌である　65
- ◆精度の高い形成よりも手術中の状況判断の方が重要である　66
- ◆強固な初期固定でなければオッセオインテグレーションの獲得が不可能というわけではない　67
- ◆下顎前歯部（オトガイ孔間）以外では，原則としてプレタップは行わない　68
- ◆骨が軟らかい時にはインプラントをバイコーティカル固定させた方がよい　70
- ◆初期固定の評価は熟練した外科医の埋入手術時の判断でもよいが，経過を評価し続けられることが共振周波数分析の最大の利点である　72
- ◆埋入時のトルク値によって治癒期間を変更する　74
- ◆直径の大きなインプラントには大切な用途があるが，埋入術式や治療期間の変更を検討するべきである　76
- ◆多すぎるインプラントより適切な位置に埋入された少ないインプラントの方がよい　77
- ◆より多くの皮質骨の利用をねらって，インプラントを意図的に傾斜するケースがある　79
- ◆ネジ山が露出したケースの良好な予後にはプラークコントロールが必要不可欠である　81
- ◆露出したネジ山に骨造成を行ったりメンブレンを置くことで感染のリスクが増大する　82
- ◆抜歯後即時埋入は感染リスクが高く，埋入の深さがわかりにくい　83

第3章　治癒期間の荷重 ······84
1．1回法と2回法 ······84
2．埋入後のカバースクリューの露出と辺縁骨吸収量 ······86
3．早期荷重と即時荷重 ······87
4．治癒期間 ······87
5．即時荷重の判断基準 ······89
6．ブローネマルク・ノヴァム ······95
7．即時荷重インプラントの必要条件 ······96

臨床への示唆
- ◆1回法は感染リスクがそれほど大きくなるわけではない 85
- ◆カバースクリューの一部が露出した時は，カバースクリュー上部の軟組織を除去する 86
- ◆早期荷重はインプラント体の問題，即時荷重はインプラントシステム全体の問題と考えるべきである 87
- ◆即時荷重は下顎無歯顎（オトガイ孔間：Zone Ⅰ）では十分に信頼できるとするデータが出てきている 88
- ◆共振周波数分析は，失敗しつつあるインプラントが判別できる 89

参考文献 ······97
索引 ······109
エビデンスを読むための英キーワード集 ······117

第1部
インプラント外科の条件
―執刀前に学ぶ基本知識―

　外科学は，基礎研究と何世紀にもわたる試行錯誤(trial and error)の両面から築き上げられた原理原則(プリンシプル：principles)の上に立つ学問分野である．第1部では，インプラント外科手術を行う臨床家が，知っておくべき外科学の基本理念を解説する．第2部では，オッセオインテグレーションの条件に関する臨床ファクターと臨床への示唆を述べるが，それらは第1部の基本理念を押さえたうえで理解するべきものである．

　現在の外科学は，人間の体のどこに対しても共通のプリンシプルにのっとって行われるものである．そのため，第1部第1章で述べる外科のプリンシプルは，口腔内の手術をする臨床家だけを対象とするものではなく，すべての外科に共通したもっとも重要な原理原則といえよう．

　手術は必ず創傷を残すものである．これはあたりまえのことであるが，初心者は創面の縫合で自らの役割が終了したと考えがちである．外科医は創面が治癒するまで責任が続くことを忘れてはならない．それゆえ，創傷治癒に対する理解は，外科的な治療を行う臨床家にとって不可欠な知識である．それを踏まえ，第1部第2章では，創傷治癒に関する概念を述べる．

第1章

外科のプリンシプル

Principle 01　外科的な診断は前もって慎重に

　外科的な診断は，麻酔を行う前に下されるべきものである．手術を行う決断は，診断のステップを積み上げたうえで行わねばならない．たとえば，インプラント外科手術中に，急遽，骨移植による骨造成に手術を変更しなくてはならないような場合は，術前にCTや模型による診断が十分になされていなかったと解釈すべきである．

　外科医は，さまざまな兆候や既往，論理的な原因，可能な限りのデータ，心理的，個人的な問題に至るまで，起こりうる問題を分析的なアプローチで十分に検討して予測しておかなければならない．そのためには，次の2つの事項が不可欠である．

Point
1) 正確なデータを収集する
2) 科学的な根拠を基にしてバイアスを回避する

1) データ収集

　術前診査で最初に行うものは，正確なデータの収集である．すなわち，患者への医療面接やX線写真診査，血液検査など，各種臨床検査を行い（第2部第1章P.40参照），必要であればCT診断や専門医へ診査の依頼を行う．

　この段階では，われわれ一般の歯科医師は性急な態度は慎み，思慮深くあらねばならない．クオリティの低いX線写真のような不十分な診査データ，特に追加データがあれば診断が変わるようなものは受け入れないという姿勢を持つことが大切である（Hupp，1998）．

2) 経験的判断の回避と科学的根拠

　外科医は，患者の状態を冷静に診断するために，自分の思い込みや個人的な経験則を可及的に排除し，何事も科学的な根拠を基にバイアスを回避する姿勢が必要である．そのため，インプラント外科手術の場合も，抜歯のような歯科外来で日常行う小手術と比べ，すべての面でより厳格に行う必要がある．インプラント外科手術の初心者は，歯科治療の延長線上で物事を判断しないように襟を正して診断，治療計画を考えるべきである．

Principle 02 外科手術のファーストステップは明視野の確保

外科手術において明視野の確保は自明のことである．しかしながら，著者が臨床家にインプラント外科手術を指導した経験では，このことはしばしば見過ごされているように思う．

インプラント外科手術における明視野の確保は，他の歯科分野のそれとは多少異なる面がある．それは観血処置であるために，血液や唾液，切開，フラップ形成などが絡むことによる．ここでは，インプラント外科手術の明視野の確保の3大原則について説明する．

Point
1) 広い術野で十分なアクセスを確保する
2) 十分な光量を確保する
3) 外科術野における過度の出血や唾液などの水分をコントロールする

1) 術野の確保

十分なアクセスは，外科術野（surgically created exposure）の問題でもある．外科術野における軟組織のリトラクトは，必要なアクセスの確保を左右する．同時に適切なリトラクトは，メスや切削用インストゥルメントによる偶発症的な損傷から組織を守るものである（図1-1-1）．インプラント外科手術における外科的なフラップ形成の良し悪しも，十分なアクセスに大きくかかわるものである．フラップデザインは，術野を十分に確保しながらも血流を阻害しないものでなければならない．これについてはPrinciple⑤（P.8）で述べる．

2) 光量の確保

十分な光量の確保は外科処置には不可欠だが，なおざりにされがちである．インプラント外科手術は通常3人で行うため，術者，アシスタントのいずれかが，頭や手などでライトを遮ってしまうことが多い．この問題の解決策として，著者は外科用無影灯と歯科用無影灯を組み合わせて使用している（図1-1-2-a）．

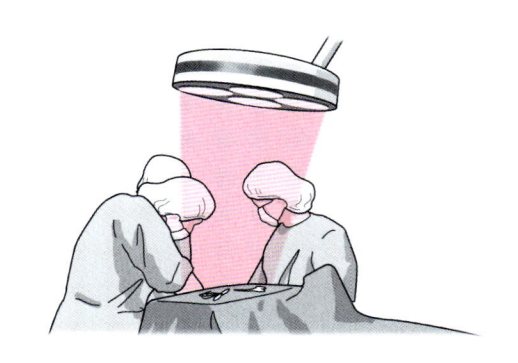

しかしながら，これでもライトのポジションを常に動かしていかなければ，十分な光量が確保できない．術者とアシスタントの双方が光量の確保に気をつけて，頭などでライトを遮ることがないように意識する必要がある．もう一つの有効な解決策は，ヘッドライトである（図1-1-2-b）．ヘッドライトはインプラントを臼歯部に埋入する際などに大変重宝する．

3) 外科術野における血液などのコントロール

外科術野の血液などをサクションによってコントロールすることも，明視野の確保に重要である（図1-1-3-a）．また，サクションを頻繁に行うという目的からも，衛生面からも，サクションチップは複数用意しておくことが望ましい（Young et al, 2001）．サクションは，術中に骨片などによる目詰まりを防ぐために，専用の吸引装置や，簡易的なボトルを経由させておくとよい（図1-1-3-b）．

インプラント外科手術における明視野の確保には，歯科診療と同じく，術式を十分に理解したアシスタントの存在が大変重要である．よい手術は優れた介助なしにはきわめて困難である．

第1部 インプラント外科の条件—執刀前に学ぶ基本知識—

■ インプラント外科手術における明視野確保の3大原則 ■

明視野の確保

● 術野の確保 ●

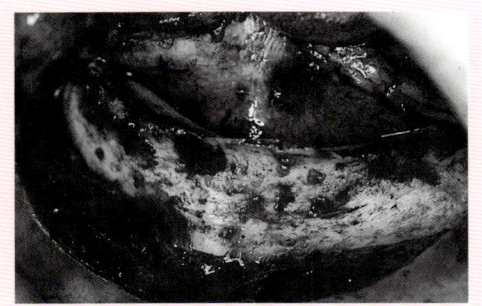

図1-1-1-a 下顎無歯顎症例における軟組織剥離後の術野．十分な大きさが確保されている．

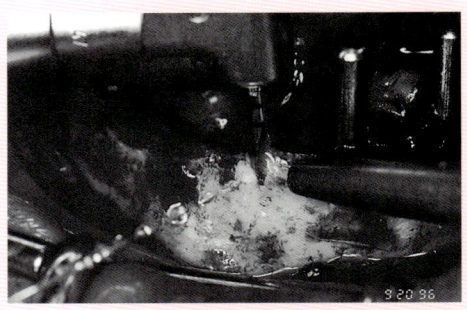

図1-1-1-b 十分な術野が確保されていると，ドリル類などの操作時に軟組織を損傷するリスクを最小限にすることができる．

● 光量の確保 ●

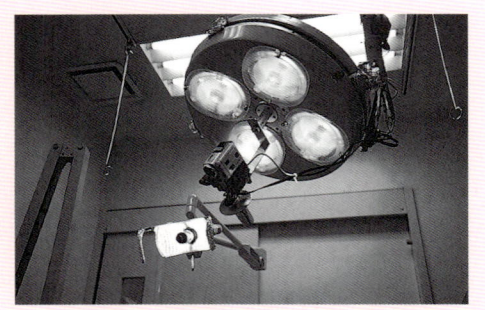

図1-1-2-a 外科用無影灯と歯科用無影灯のダブルライトは内回りが3人以上いる時でも対処しやすい．

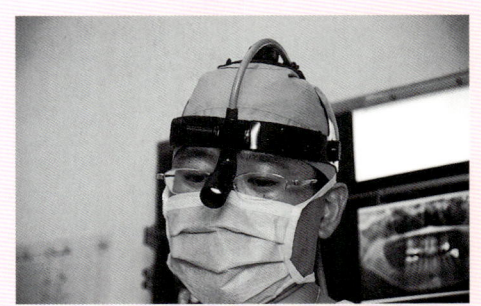

図1-1-2-b ヘッドライトを装着したところ．滅菌可能なライトカバーがあるため，術者の視線と正確に合わせることが可能である．

● 外科術野における血液などのコントロール ●

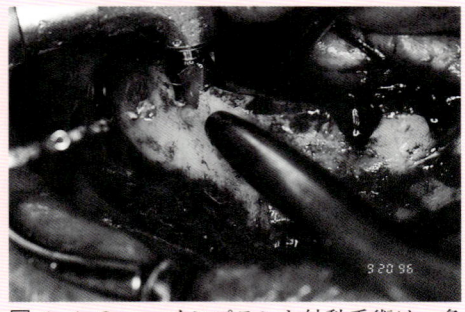

図1-1-3-a インプラント外科手術は，多量の注水を行うため，十分な吸収力を持つサクション・システムが望ましい．

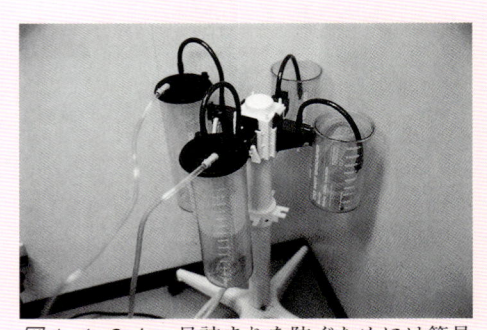

図1-1-3-b 目詰まりを防ぐためには簡易的なもので十分だが，手術専用のディスポーザブルな吸引経由装置は感染対策という意味でも有用である．

Principle 03　外科手術にとって無菌的操作は不可欠

　無菌的な処置は外科手術には不可欠である．とりわけインプラント外科手術はいったん感染が起こると異物となってしまうものを生体に入れる外科手術であるため，歯科外来で日常行う抜歯のような小手術とは必要な無菌的レベルが異なることを理解しておく必要がある．基本的には，一般の手術室で行う外科手術に準ずるが（図1-1-4），少なくとも近くで歯を削っているような場所で行うべきではない．このことについては第2部第2章（P.60参照）で補足する．

Point

標準的な手術環境

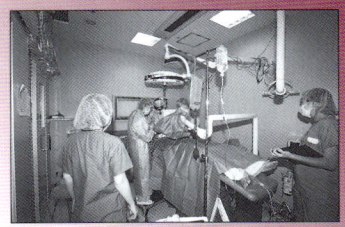

図1-1-4-a　標準的な手術チーム．構成要員は，執刀医と介助者，機械出し，外回り1人，麻酔科医1人である．

Point①　手術の内回りに入るスタッフは，キャップで頭髪を覆い，マスクと目の保護用ゴーグルまたは眼鏡を装着する．耳にぶら下がるようなイヤリングなどのアクセサリーは避ける．

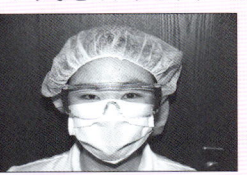

図1-1-4-b　手術スタッフの標準的な様子を示す．手洗いを始める前にここまでは済ませておいた方がよい．

Point②　手術にかかわるスタッフは，標準的な手洗いの手法を身につけておく．手洗いは，手洗いブラシと，消毒用石鹸を使い爪の間から始めて，指先，指の間，前腕部，肘の方へ進める．洗い流す時も指先から肘の方へ流す．

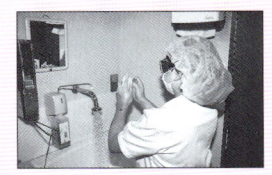

図1-1-4-c　典型的な手洗い風景．

Point③　手術用滅菌グローブの装着法を身に付けておく．補足1-1-1に詳細なステップを示す．

⇒ 補足1-1-1

Point④　手術中に術者や内回りのスタッフが触れるところは，滅菌したアルミホイルで覆う．

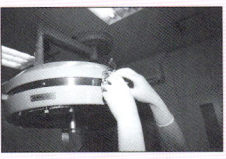

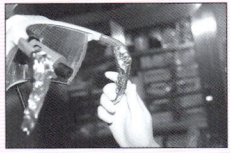

図1-1-4-d　左は手術用無影灯のフォーカスリングを滅菌アルミホイルで覆っているところ．右は歯科用無影灯のハンドル部に同様な処置を行っている様子．

Point⑤　外回りから内回りへの清潔な手術道具の受け渡し方法をスタッフが理解しておかなければならない．

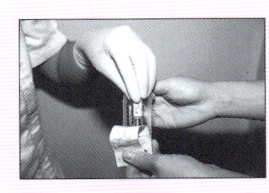

図1-1-4-e　右の外回りが左の内回りにパッケージの紙を開けて渡しているところ．

第1部 インプラント外科の条件—執刀前に学ぶ基本知識—

補足 1-1-1 手術用滅菌グローブの装着法

手術用滅菌グローブの装着法は，手術にかかわるスタッフ全員が完全にマスターしておかなければならない．一般的には，単独装着法と内回りが術者に装着させる方法との2通りがあるが，ここではより基本的な意味で単独装着法を示す（図1-1-5）．

手術用滅菌グローブの単独装着法（図1-1-5）

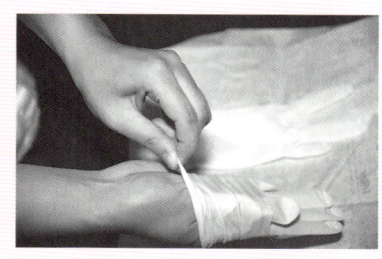

STEP 1
図1-1-5-a　右手の指を（左手からでもよい）右用グローブに挿入する．その間，左手では内側の面しか触れないように注意する．

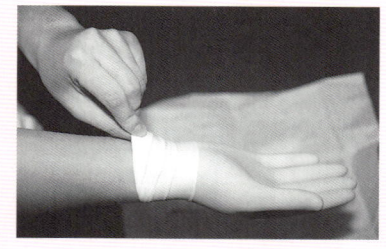

STEP 2
図1-1-5-b　左手でグローブを引っ張りながら右手をゆっくりと定位置まで挿入していく．手首の部分は折れたままにしておく．

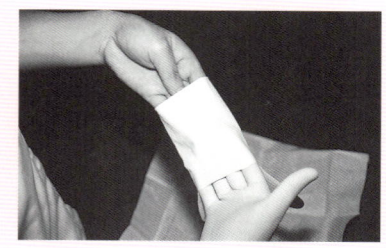

STEP 3
図1-1-5-c　右手指先を左用グローブのカフ（袖口の折れた内側部）に挿入して，左手指先を左用グローブの中に挿入する．この時，右手が左手用グローブの内側に触れないように注意しなければならない．

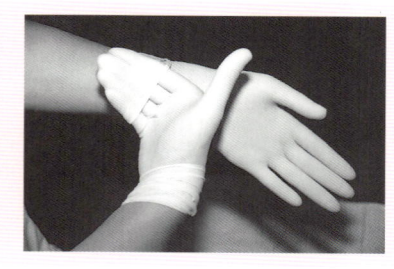

STEP 4
図1-1-5-d　そのままゆっくりと左手をグローブの中に挿入する．左手が所定の位置まで入ったら，右手で不潔な部分に触れないように十分注意しながら，カフを伸ばして前腕部に一重になるようにグローブの端部を伸ばす．

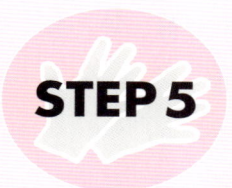

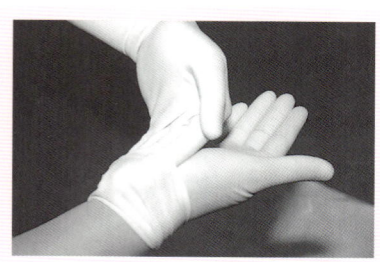

STEP 5
図1-1-5-e　右手のグローブのカフに左手の指先を入れ，折り返してグローブの単独装着が終了する．

第1章 外科のプリンシプル

Principle 04　切開は大きなストロークで十分な長さを

切開（incision）は外科手術には不可欠である．ここでは，インプラント外科手術での切開の原則を説明する．

Point
1) 鋭利で適切な大きさと形態のメスを選択する
2) メスは連続的にしっかりとした力をかける
3) 神経や血管を無用に損傷しないために手術解剖学を知る
4) 切開する上皮に対してメスを直角に保つ
5) 適切な位置に切開線を設定する
6) 切開は必要十分な長さで行う

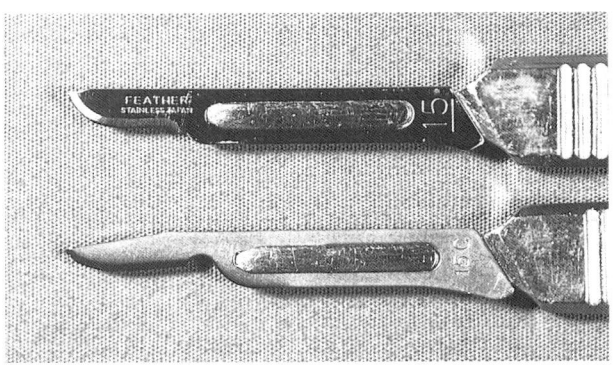

図1-1-6　インプラント外科手術に使用するのに適したメス．上がNo.15，下がNo.15 C．No.15 CはNo.15に比較して刃部が小さく，やや角度がついているのがわかる．

1) メスの選択

最近では，ディスポーザブルのメスを用いるので，最初から鈍なものは考えられないが，メスは常に鋭利なものを用いる．形態的には，インプラント外科手術に適しているのは，No.15のメスである．著者は，現在そのコンパクト版のNo.15 Cを併用することが多い（図1-1-6）．このNo.15 Cは，従来のNo.15に比べ，やや小さく，角度がついているので，細かい操作性に優れている．もちろん，切れが悪くなれば術中に即座に交換しなければならない．

2) メスの力のコントロール

弱い力で繰り返すような切開は，創面の中に微細な損傷を数多く作り出し，出血を増やし治癒を遅延させてしまう．臨床家にインプラント外科手術を指導していると，歯肉溝内切開に慣れているせいか，のこぎりのような切開をしているのをしばしば見かける．インプラント外科手術では，連続的に長いストロークで手指に骨面を感じながら切開する方が，断続的に短いストロークで切開するより好ましい．

3) 手術解剖学の重視

手術解剖学（臨床解剖学，外科的解剖学：surgical anatomy）を念頭において，神経や血管は無用に損傷しないようにする．

4) メスの角度

粘膜に斜めに入った切開は創面を広くしてしまう．意図的に広い創面を形成するケースも存在するが，基本はメスを粘膜に対して直角に保ち，創面を小さくすることである．また切開の始まりと終わりは特にメスの角度に気をつける．

5) 切開線の位置

付着粘膜への切開は，可動粘膜への切開よりも治癒がよい．このことが最近の切開線の位置設定にも大きく影響している．また，適切な視野が得られるかどうかということにもつながる．

6) 切開の長さ

一般臨床家は外科的な処置に不慣れなせいか，短い切開を行いがちである．短い切開は外科手術のプリンシプルとして重要な「視野の確保」を妨げ，より強いリトラクトが組織に無用なテンション（緊張）を加えることになり，フラップの損傷や組織の挫滅（crushing）などを起こしやすくなる．当然のことだが，長く十分な切開も短い切開も治癒期間に差異はないということを強調しておきたい．

Principle 05 フラップデザインのキーは血流確保とテンションフリー

インプラント外科手術において，外科的フラップデザインの目的は，術野である骨面に対する外科的なアクセスを得ることにある．フラップデザインに関しては知っておくべき原則がいくつか存在する．これらを把握しておくことで，フラップに関する偶発症を避けることができる．

Point
1) フラップの壊死を避けるために血流を確保する
2) フラップの裂開を避けるためにテンションフリーな創閉鎖をする
3) フラップの裂傷，挫滅を避けるために十分な長さの切開をする

1) フラップ壊死の回避

豊富な血流を確保し，フラップの壊死(flap necrosis)を避けるには次の点に注意しなければならない．
①フラップの先端は，内部に大きな動脈が存在しない限り，ベース部分よりも小さくする．これは，フラップに対する血液供給(blood supply)を確保するうえで重要である．
②フラップの幅は長さの2倍程度は必要である(図1-1-7)．McGregorら(1995)は，フラップの壊死を防ぐためにはテンションと並んでフラップの長さと幅の割合が重要な要素であると述べている．また，口腔内でもフラップの長さは幅を超えるべきではないとされている(Hupp, 1998)．
③可能であれば，フラップの長軸方向に豊富な血流を確保する．
④フラップの基底部をねじったり，テンションを持たせたり，挫滅させるようなインストゥルメントでの把持は行わない．

2) フラップ裂開の回避

インプラント手術におけるフラップの裂開(flap dehiscence)は，テンションの強い閉鎖や，フラップの内面に骨の鋭端が存在するケースに多く生じる．オーバーテンションは，インプラントの頭部が，吸収した歯槽頂部よりも厚みのあるケースで頻繁に生じる．特に骨移植などを行った場合は十分な減張切開によるテンションフリー(tension free)の創閉鎖が重要になる(図1-1-8)．

3) フラップの裂傷，挫滅の回避

フラップの裂傷(flap tearing)，挫滅は外科手術に慣れない臨床家によくあるミスである．切開が短い場合は，外科術野の確保のために，大きな力でリトラクトする必要が生じるが，その過剰な引っ張りが裂傷や組織の挫滅を引き起こす．必要に応じて，縦切開や骨膜切開を減張切開の一種として付与することが重要である．十分な長さの切開と慎重な操作がフラップの裂傷，挫滅を防ぐ最大の対策である．

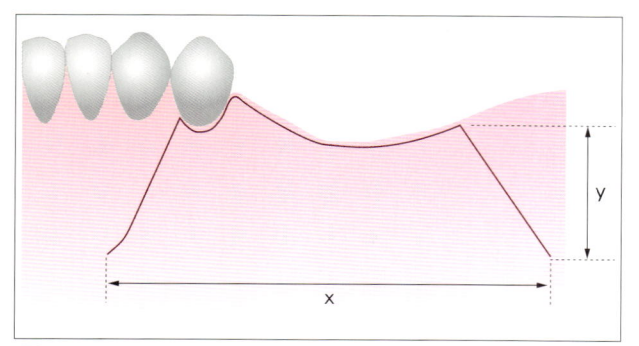

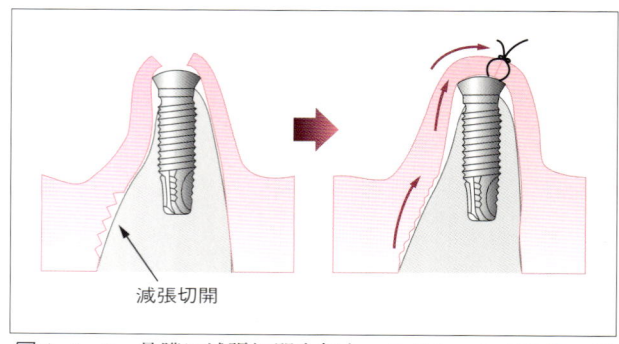

図1-1-7 x≧yが血液供給を十分に得るための基本である．理想的には x=2y とされる(Hupp, 1998)．

図1-1-8 骨膜に減張切開を加え，テンションがフラップにかからないようにすることが重要である．

Principle 06　組織の扱いは挫滅，乾燥，熱，リトラクトに注意

　Principle⑤（P.8）で述べたように，インプラント外科手術においては，フラップのデザインや適切な切開などが，外科的操作の成果を左右するが，外科医は組織そのものの扱いにも注意を払わなければならない．過度な引っ張り（pulling）や，挫滅（crushing），過熱（extremes of temperature），乾燥（desiccation），非生理的（unphysiologic）な化学物質によって，組織は容易に損傷してしまう．そのため，外科医は組織に触れる時は常に細心の注意を払うべきである．繰り返すが，インプラントのように容易に異物反応を起こしてしまうものを扱う際は，歯科外来で行うような小手術よりもさらに注意が必要である．

> **Point**
> 1）硬組織の扱いは温度のコントロールに注意する
> 2）軟組織の扱いは挫滅に注意する
> 3）硬・軟組織共に乾燥に注意する

1）硬組織の注意点

　骨折のプレート固定に使用するミニスクリューは，ごく短期間無事に骨折面を治癒させるための固定源になればよい．そのため，骨折の固定手術時のドリリングは，インプラント外科手術においてオッセオインテグレーションを獲得するためのドリリングと比べると，温度のコントロールの厳格度が低い．インプラント外科手術ではドリリング時の温度のコントロールに特に注意し，温度が過度に上がらないよう十分な注水が必要である（P.65 参照）．

2）軟組織の注意点

　粘膜などをピンセットで把持する場合は，強くはさみすぎると容易に挫滅してしまう．可能であるならば，有鉤ピンセット（toothed forceps）（図1-1-9）かティッシュフック（tissue hooks）を使用したい．著者の知る範囲では，一般臨床家は無鉤ピンセットを好む傾向にあるようだが，有鉤ピンセットで軽くつまむ方がはるかに組織に対する損傷が少なく，外科的アクセスのための過度なリトラクトも避けることができる．これは，舌や頬部などすべての軟組織にいえることである．また，硬組織同様，軟組織に対しても摩擦による熱に注意する．また，バイオプシー（biopsy）を行った後，ピンセットにホルマリンが付着したまま軟組織を再度扱わないように注意する．

3）硬・軟組織共に乾燥に注意

　硬組織，軟組織を問わず，乾燥がダメージを与えることも留意しておきたい．出血の少ない創面は，頻繁に生食を浸したガーゼで加湿させておく．

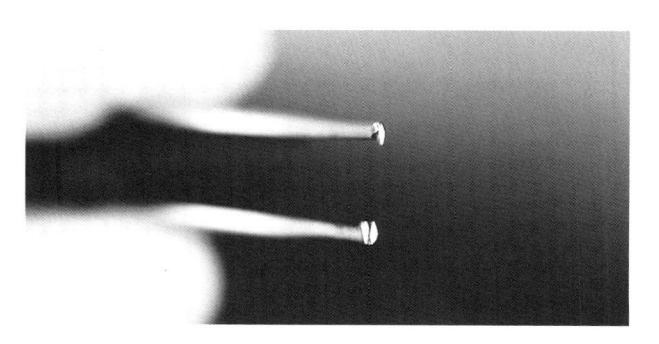

図1-1-9　有鉤ピンセット．

第1部　インプラント外科の条件—執刀前に学ぶ基本知識—

Principle 07　止血法でこれだけは知っておく

　手術中に過度の失血を防ぎ，止血（hemostasis）を行うことは，患者の体内への酸素運搬能（oxygen-carrying capacity）を保持するという意味で重要であるが，その他にも手術中の細かい止血が重要な理由がある．

　一つは，手術中の明視野の確保である．口腔顎顔面領域のように血流が豊富な術野では，大きなサクションチップによっても明視野の確保が困難になりがちなので注意する．もう一つの問題は，血腫形成（formation of hematoma）を抑制することである．血腫は，創傷に圧とテンションをかけ血流を阻害する．時に血腫は培地（culture media）としても働き，創傷の化膿を引き起こす．

Point
1) 創傷の止血法を把握する
2) 術中はバイタルサインを監視する

1) 創傷の止血法

　創傷の止血法（means of promoting wound hemostasis）には大きく分けて5つの方法がある．

①自然な止血のメカニズムを助ける方法

　具体的には，ガーゼ塊で出血している血管に圧迫を与えるか，止血鉗子で血管をはさむ．いずれの方法も血管内で止血を行う血液凝固（blood coagulation）を促進する方法である．微細な血管は20～30秒で止血するが，大きな血管は5～10分の連続的な圧迫が必要となる．細かいことをいえば，出血創面はこするようにガーゼを用いるべきではなく，押し付ける（dab）ようにする．こするように拭く（wipe）ような操作は，血餅（clotted blood）でふさがりかけた小血管を再度開いてしまうからである．

②熱凝固を利用する方法

　熱凝固（thermal coagulation）には，通常は電気凝固（electrical coagulation）が用いられる．口腔外科手術を行う臨床家は，止血モードを備えた電気メスを所持しておいた方がよい．出血している血管を金属製インストゥルメント，普通は止血鉗子やピンセ

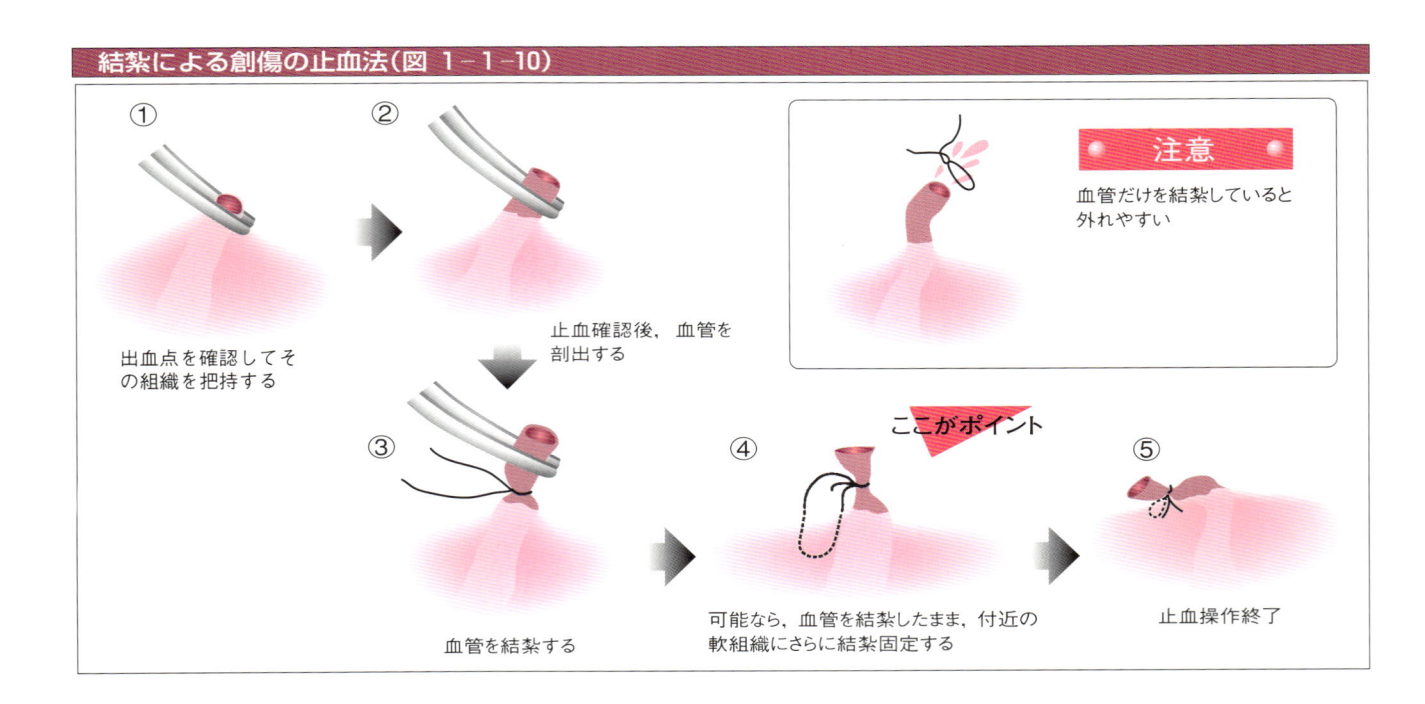

結紮による創傷の止血法（図 1-1-10）

① 出血点を確認してその組織を把持する

② 止血確認後，血管を剖出する

③ 血管を結紮する

④ ここがポイント
可能なら，血管を結紮したまま，付近の軟組織にさらに結紮固定する

⑤ 止血操作終了

注意　血管だけを結紮していると外れやすい

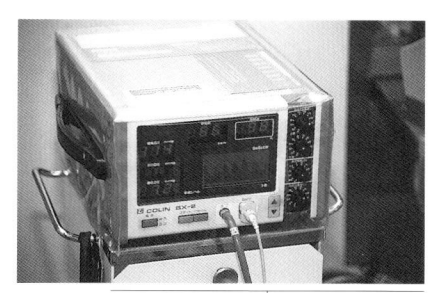

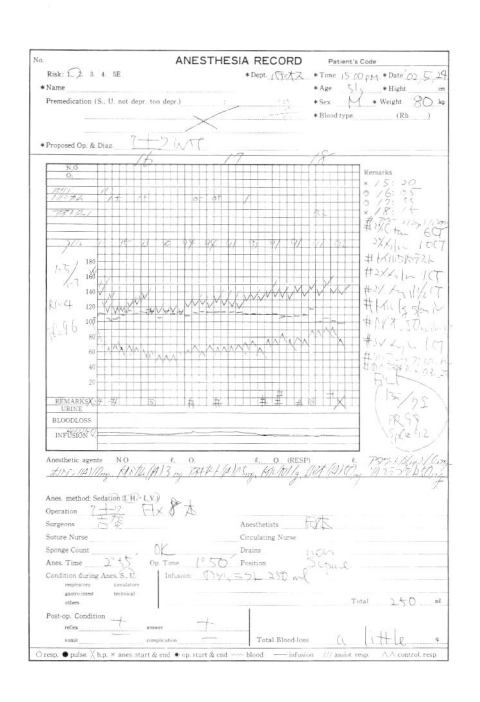

図1-1-11-a 著者が利用しているパルスオキシメーター．
図1-1-11-b 静脈内鎮静法（intravenous sedation）時の麻酔チャート．

ットでつまみ，他の組織には触れないように注意して電流を流す．もちろん，術者は患者や介助者の皮膚などに触れないように十分注意する．口腔外科手術は，意外に唇などに触れやすいので注意が必要である．止血する血管の血液をサクションし，電気凝固の瞬間にはほとんど出血していないようにコントロールすることも重要である．さもなければ，十分な熱が得られないことがある．

③結紮による方法

ここではすでに血管を切断したケースに対する結紮法を述べる．外科手術の基本手技では，剖出した血管を2本の止血鉗子ではさんで行う結紮（suture ligation）を学ぶが，インプラント外科手術では不要なので省略する．

方法は，出血点付近を止血鉗子でつまみ，血管を剖出して結紮する．結紮した後は外れやすいので，著者は可能であれば，付近の組織を*図1-1-10*のようにアンカーとして用いている．

④圧迫による方法

口腔内の大半の出血は，圧迫止血（comppression hemostasis）により十分止血できる．圧迫止血がうまく奏功しない場合は，出血点をよく確認して，適切なポイントを圧迫することで解決できるケースが多い．ただし，過剰で広すぎる範囲に対する圧迫が血流阻害を引き起こすことは知っておかねばならない．

⑤血管収縮薬を用いる方法

血管収縮薬（vasoconstrictive substances）としては，エピネフリン（epinephrine）が代表的である．通常は，エピネフリン添加の浸潤麻酔薬として外科術野に注射して利用する．市販のものでは，トロンビン（thrombin）やコラーゲン製剤もある．著者はサージセル（Johnson & Johnson社）とボーンワックスを用いている．

2）バイタルサイン

出血のコントロールは重要な外科の基本手技であるが，全身的な因子も看過できない．出血性素因などの問題が疑われる場合は，専門医との相談が重要である．出血量は，術中の血圧によっても大きく変化する．術中に疼痛などが原因で血圧がかなり上昇することがあるが，それによって出血量の変化が著明なケースがある．そのため，手術中のバイタルサインでのモニタリングは現在不可欠なものである（*図1-1-11*）．

Principle 08　死腔のマネージメントは術後感染対策に重要

　死腔（dead space）は，創閉鎖後に形成される組織のない区域を指す．死腔は創傷の中で組織を除去したところや，創閉鎖中に組織の層を適切に合わせて閉鎖しなかったことにより生じる．死腔は通常血液によって満たされ，感染を引き起こす大きなリスクとなる血腫（hematoma）を形成する．

　血腫を防ぐには，組織の層をまとめて縫合することで死腔を最小限にする方法や，包帯や伴創膏などにより圧迫して浮腫と共に防ぐ方法などがある（図1-1-12）．これらは，12〜18時間後に線維性の付着が始まるまで行うことが理想である．

　血腫を防ぐ方法として，インプラント外科手術ではまれだが，ドレーンを用いる方法も有効である．ドレーン（drains）は圧迫と併せて用いられることもある．吸引ドレーン（suction drains）は創傷内を陰圧に保つことで，持続的に血腫形成防止に効果が上がる方法である．ドレーンは，腸骨からの自家骨採取後に用いられることもある（図1-1-13）

Point
死腔は血腫を誘発させ，感染の温床になる

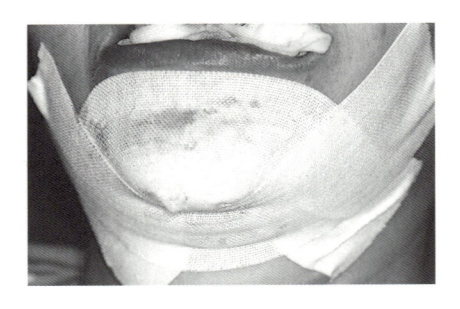

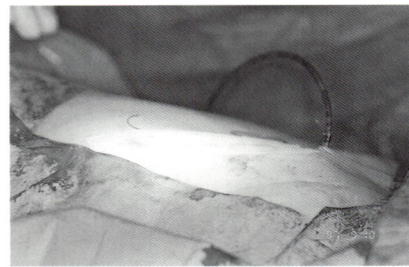

図 1-1-12 ｜ 図 1-1-13

図 1-1-12　オトガイ部の弾性伴創膏による圧迫．オトガイ筋を変位させないように装着する．

図 1-1-13　腸骨からの自家骨採取後に付けられた吸引ドレーン（Uppsala大学口腔外科の症例）．

Principle 09　汚染除去には生理食塩水での洗浄

1）汚染除去

　創が口腔内などのように外部環境に開放されていれば，必ず細菌による汚染が生じる．術後感染のリスクは，汚染除去（創部浄化：decontamination）により細菌数を減らすことで小さくなる．

　臨床的には，手術中，特に創を閉鎖する前に，創部を生理食塩水で洗うことが効果的である．多少の水圧をかけた生理食塩水による洗浄は，細菌や異物を創部から洗い流し，治癒を阻害させる因子を減らすことにもなる．

2）壊死組織除去

　壊死組織除去（necrotic tissue debridement）は壊死した組織や異物など，残しておけば治癒を阻害する物質を注意深く創部から直接的に除去する操作である．壊死組織除去は，一般に大きな外傷により壊死した部分が大きく，治癒が思わしくない創傷や，病的な状況（pathologic condition）から著しく組織が損傷した場合などに限られる．

Point
1）術後感染のリスクは汚染除去により小さくなる
2）壊死部分が大きい場合は壊死組織除去を行う

Principle 10　縫合は術者の技量を映す鏡

縫合（suturing）は外科手術における最終処置ともいえるものだが，不適切に行われた場合は，治癒を阻害する大きな要因になる．同時に，患者が術者の技量を判断する数少ない処置であることも覚えておきたい．縫合は，詳しく説明すればかなりの頁を必要とする事項であるが，ここでは著者が考える最低限必要な事がらを簡単に述べる程度にする．

Point
1) 持針器操作は示指を軸にする
2) 縫合糸の選択はそれぞれの特徴を知ることから始まる
3) 縫合針の選択にも気を配る
4) 創の外反は治癒の大切な要素である
5) 各縫合法の種類と特徴を知る

1）持針器の選択と操作法

持針器には，大きく分けてマチュウ型とヘガール型がある．ヘガール型の中でより繊細な操作に向くように柄を細くしたものがウェブスター型である．著者は，インプラント外科手術では，このウェブスター型を好んで使用している．マチュウ型は細かい操作に不向きで，口腔外科手術で用いることは少ない．ウェブスター型持針器の把持法を図1-1-14に示す．この把持法は，示指を軸に繊細な運針を可能にする．縫合は熟練が必要な手技の一つではあるが，基本を軽視しない方が上達しやすい．また，持針器による縫合針の把持位置を図1-1-15に示す．

ウェブスター型持針器

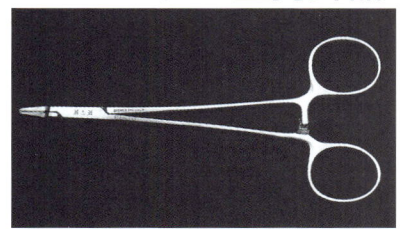

図1-1-14-a　ヘガール型持針器に比べて，柄が細く，ややカーブが与えられている．

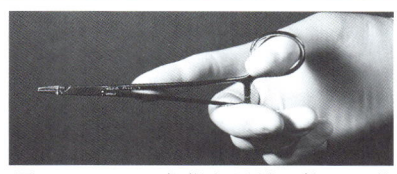

把持法

図1-1-14-b　親指と反対の輪には薬指を通す．中指は薬指を通した輪を軽く安定させることに利用する．

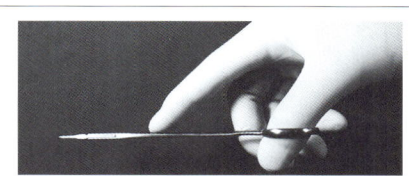

図1-1-14-c　把持は軽い力で浅めにする．

※縫合処置に不慣れな歯科医師は親指と中指で持つことが多いようだが，早期に矯正しておく方がよい．

縫合針を把持する場合はここに注意

●縫合針の把持位置●

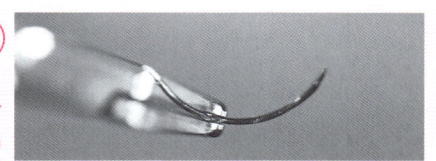

○良い例　図1-1-15-a　縫合針の持針器による把持部を示す．糸側1/3～1/2の部位を把持する．

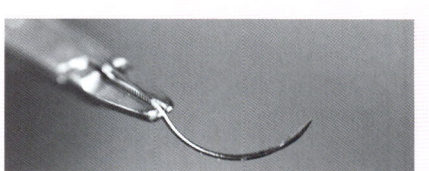

×悪い例　図1-1-15-b　一般の臨床家にありがちな誤った把持．縫合針のコントロールが困難になるだけでなく，糸を切りやすくなったり，縫合針を屈曲しやすい．

第1部　インプラント外科の条件—執刀前に学ぶ基本知識—

針先の形態による縫合針の種類（図 1-1-16）

①丸針（tapered needle）：組織を損傷しにくいが，運針時の抵抗の強い組織を縫合することがやや困難．
②三角針（cutting needle）：組織を貫通させやすい形態だが，結紮時に組織を裂いてしまいやすい．
③逆三角針（reverse cutting needle）：組織を貫通しやすく，結紮時にも軟組織に裂傷を生じにくい形態で，現在一般的な縫合針．
（Hupp, 1998 より引用改変）．

湾曲の度合いによる縫合針の種類（図 1-1-17）

①弱湾針：運針が容易で，あらゆる部位に対処できる．
②強湾針：歯の隣接した部分などの狭いところの縫合にむいている．運針がやや困難．
③直針：口腔内ではあまり用いられないが，歯間部などを縫合するのには適している．

2）縫合糸の選択

縫合糸には，大きく分けて吸収性の（resorbable）ものと，非吸収性の（nonresorbable）ものがある．埋没縫合（buried suture）には吸収性のものを用いることが多いが，吸収性の縫合糸はその特性から組織反応がやや強い．すなわち，創傷治癒という側面からは阻害的要素が強いといえる．また，吸収性の縫合糸は，組織を牽引する力が早期に失われる．これらはいずれもネガティブな特徴であるが，縫合糸が残存した場合に吸収してくれることは大きな利点である．

非吸収性の縫合糸には，その代表的なものに絹糸（silk），ナイロン（nylon），ポリエステル（polyester），ポリプロピレン（polypropylene）などがある．ナイロンには，よりのないモノフィラメント（monofilamentous）と，編みこんであるマルティフィラメント（multifilamentous）のものがある．モノフィラメントの縫合糸はプラークなどが付着しにくく，清潔に保てるので治癒がよい．しかしその反面，硬く，患者の粘膜にアフタを形成しやすく，結紮部が緩みやすいため，不快な症状が出やすい．マルティフィラメントの縫合糸は，ややプラークなどがつきやすいが，結紮部は緩みにくく粘膜にも当たりが柔らかく，患者は不快感を訴えない．

著者は，口腔外科手術における審美的な部分には，5-0のモノフィラメントのナイロン糸を用いている．その他は，4-0のマルティフィラメントのナイロン糸を用いることが多い．著者が所属していたスウェーデンのUppsala大学口腔外科では絹糸を使用していない．理由は，プラークの多量付着を嫌ってのことである．

縫合糸の太さは，太い順に2, 1, 0, 1-0, 2-0, 3-0・・・11-0がある．通常，口腔外科手術で用いるのは3-0〜5-0程度である．もちろんマイクロサージェリーでは8-0などを用いることもある．著者は通常4-0を用いているが，上記したように前歯部の審美的な部分については5-0を用いている．

3）縫合針の選択

縫合針（needles）には，針先の形態や（図1-1-

第1章 外科のプリンシプル

適切な縫合法

外反縫合（everting suture）

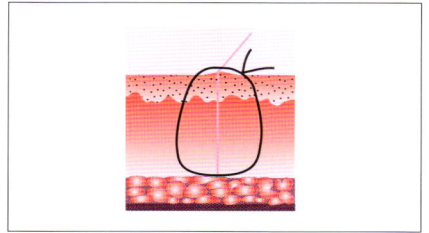

図1-1-18-a　死腔のできにくい縫合

内反した縫合（inverting suture）

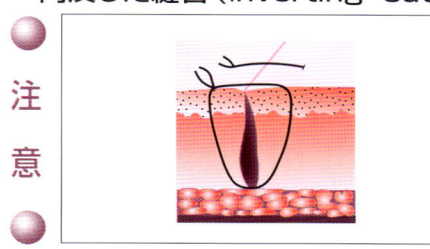

注意

図1-1-18-b　死腔のできやすい縫合

everting sutureの断面図（図1-1-18-c）

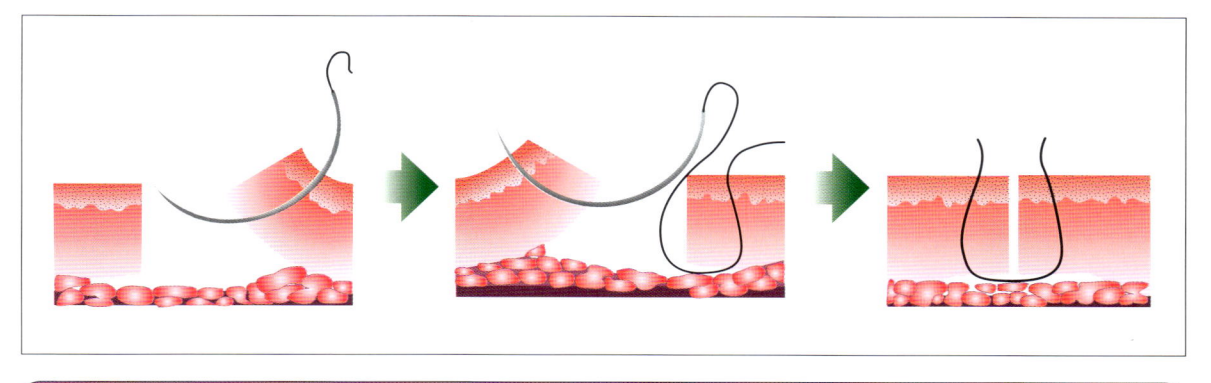

ピンセットを用いてeverting sutureを行う実際（図1-1-18-d）

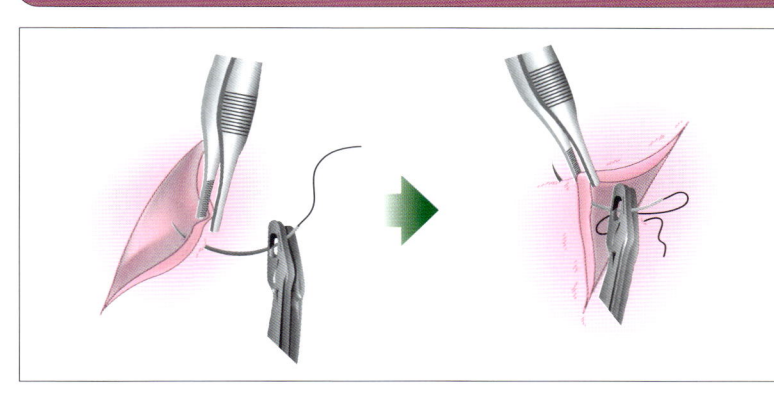

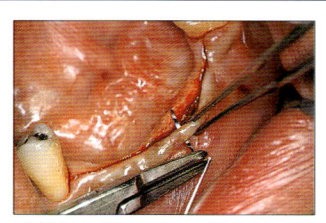

● 実際の臨床では，縫合針で組織を刺す前に，創傷の断端をピンセットなどで外反させ（everted），湾曲針で貫通させれば外反状態（eversion）を付与できる．

16），湾曲の度合い（図1-1-17），針の長さによりさまざまな種類のものがある．著者は，通常のインプラント外科手術には，針長15～18 mmで，3/8 Circleの弱湾針を用いている．縫合針の挿入方向（運針）は，非侵襲的な（atraumatic）処置のため，また，縫合針の屈曲を防ぐ意味で，縫合針のカーブに沿っていなければならない（McGregor et al, 1995）．

4）創の外反

インプラント外科手術においては，縫合数が多いために，通常，針付の縫合糸を用いて機械結びで結紮を行う．これは，非侵襲的で効率がよいからである．優れた縫合は図1-1-18-aのように，組織に対する縫合糸の通り方が，西洋梨状になっている必要がある．形成外科では，この基本的縫合をeverting sutureと表現し，inverting sutureと区別している（図1-1-18-b）．西洋梨状の縫合にするには，基本的には，組織をピンセットで1枚ずつ外反させ，組織に縫合針を垂直的に刺す必要がある（図1-1-18-c, d）．組織の内反（inversion）は死腔を生じ，治癒を阻害し，瘢痕を大きくしてしまう（McGregor et al, 1995）．

結節縫合(interrupted suture)のバリエーション(図1-1-19)

単純縫合(simple loop suture) 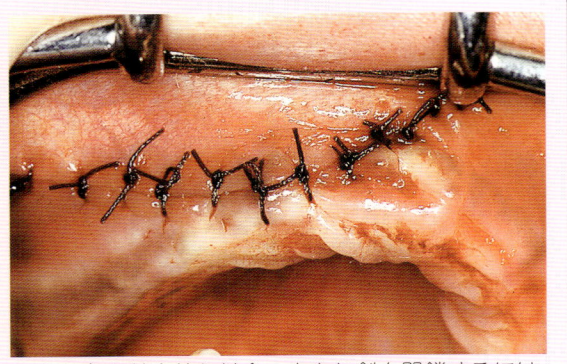
● もっとも基本的な縫合．大きな創を閉鎖するには時間がかかるが，1糸に問題が生じても創が哆開することがない．

埋没縫合(buried suture) 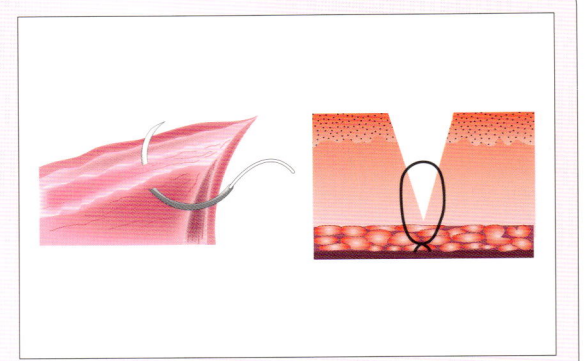
● 縫合する組織の厚みが大きな場合(特に筋層など)に用いる縫合．インプラント関連では，自家骨採取時のオトガイ筋部などの縫合に用いられる．

垂直マットレス縫合(vertical mattress suture) 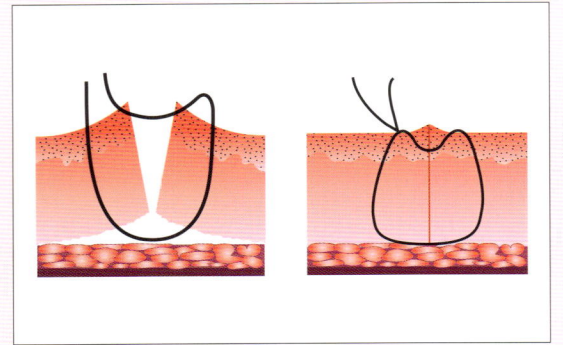 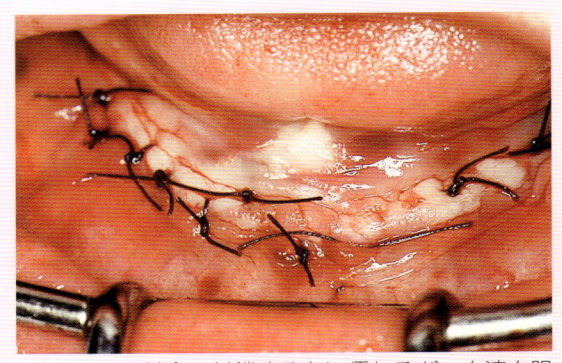
● 縫合する組織の厚みが大きな時や創にテンションがかかりやすい時に用いる縫合．封鎖する力に優れるが，血流を阻害しやすい．

5) 各縫合法の種類と特徴

縫合法には大別して結節縫合(interrupted suture)(図1-1-19)と連続縫合(continuous suture)(図1-1-20)がある．結節縫合は基本的な縫合であり，一つずつ結んでは結紮していく方法である．何かトラブルがある時は，そこの縫合だけを除去できるなど対処しやすい．

連続縫合は，短時間で手術を終えることができるのが最大の利点である．この縫合法は，結紮数を減らせるためか，著者の経験では治癒が良好である．しかし，1ヵ所でも縫合糸が切れると創面の哆開が起こりうるという欠点もある．

図1-1-19，20に縫合法のそれぞれの特徴を示す．必ずしもある縫合法が他の縫合法より優れているとはいえないため，それぞれの特徴を知り，自分にあった方法を身に付けておく必要がある．著者は通常，連続縫合を行うことが多い．図1-1-19，20に示した縫合法の特徴はエビデンスではなく，著者の経験則的なものであることを断っておきたい．

縫合は単に組織縁を寄せておくだけの意味しかない．テンションがかかる状態では虚血が起こる．また，合わないフラップは，縫合では解決できないことを忘れてはならない．

第1章　外科のプリンシプル

連続縫合(continuous suture)のバリエーション(図1-1-20)

● オーバーアンドオーバー縫合(over-and-over stitch) ●

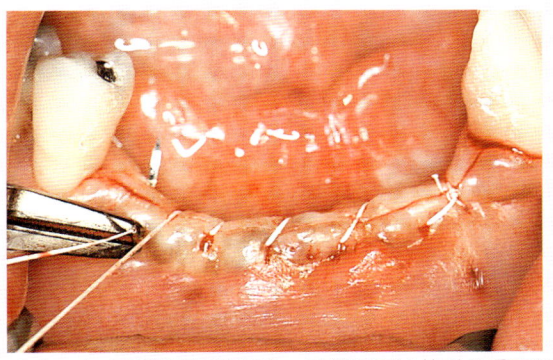

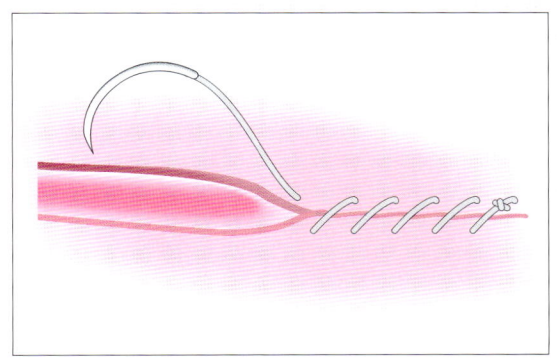

●もっとも簡便な連続縫合．手術時間は外科の重要な要素であるが、縫合に要する時間は少なくない．それを短縮できるのは大きなメリットである．短所は創の閉鎖する力が切開線に対して斜めに働くことである．

● 連続かがり縫合(blanket stitch) ●

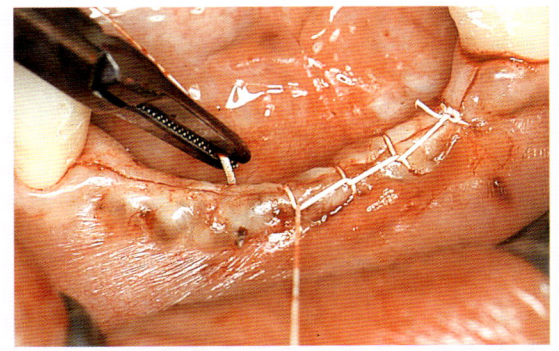

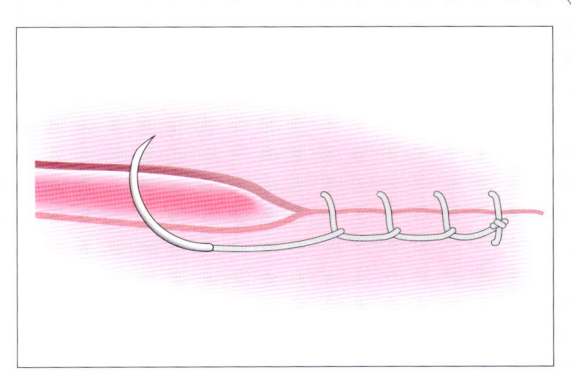

●連続縫合で"かがり"をつける方法．長所は，慣れれば短時間で縫合を行えるうえに，創の閉鎖にかかる方向を切開線に垂直に保てることである．

● 連続外反褥被縫合(continous everting mattress stitch) ●

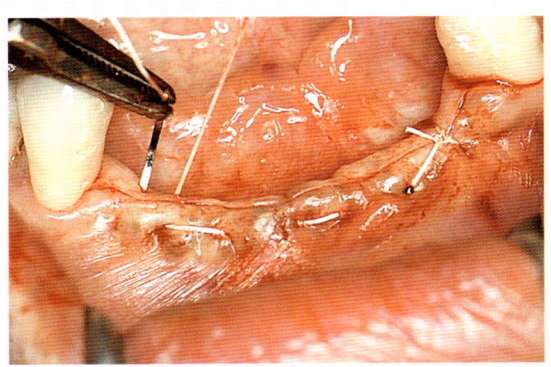

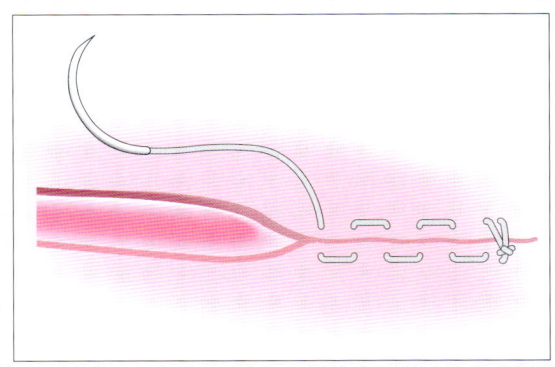

●もっとも短時間に行える連続縫合の一つで，創の外反状態を付与しやすい．水平マットレス縫合と比較すると血液供給も確保できることから臨床的に汎用性が高い縫合である．

Principle 11 　浮腫形成を減らすには付着粘膜に切開を設定

　浮腫（edema）は手術後に組織損傷の結果として生じる．浮腫は，線維によるリンパの流れの阻害（lymphatic obstruction）と損傷した血管から漏出（transulation）された滲出液が組織間隙（interstitial space）に蓄積したものと定義される（Hupp, 1998）．

　術後の浮腫の大きさを決定する要素は，おおむね，組織損傷量が大きいこと，損傷部位の結合織が疎であること，の2つである．

　後者を説明すると，切開を付着粘膜に設定すれば，疎な結合織（loose connective tissue）が少ないことから，浮腫形成は少量となる．反対に，可動粘膜内に設定すれば，疎な結合織が多いために付着粘膜に比べて浮腫は大きくなる．インプラント外科手術において，切開線が歯槽頂に設定されるのはこの理由が大きい．

　浮腫を可及的に小さくするためには，非侵襲的な外科手術を行うことである．その他，術後にアイシングで浮腫を抑制できると信じられているが，エビデンスはない．また，術後数日間は枕を高めにして就寝することも経験則である．ステロイド剤（corticosteroids）の服用は有効で，術後の炎症を著しく減少させ，漏出を抑制し，結果として浮腫をかなり防ぐ．しかしながら注意が必要なのは，ステロイド剤は術後に投与すると効果がないことである．

Point
浮腫形成を減らすには付着粘膜に切開を設定する

Principle 12 　患者の健康と栄養状態を術前に考慮

　適切な創傷治癒は，感染に対する抵抗力や，組織再生に必要な栄養素（essential nutrients）を利用できること，細胞の修復過程が十分に機能することなど，宿主側の能力にも左右される．また，さまざまな全身的な健康状態が，患者の感染に対する抵抗力や創傷治癒を阻害する．

　例をあげれば，代謝不良の状態，組織に酸素や栄養が到達しない状態，免疫力や創傷治癒に関する細胞が影響を受けている状態などがある．代謝異常（catabolic metabolic state）の代表例では，コントロールされていない，インスリン非依存型の糖尿病（insulin independent diabetes mellitus），腎臓や肝臓病もしくは悪性腫瘍の末期などがあげられる．酸素や栄養素を創傷に運搬できない病気の例は，重度の慢性閉塞性肺疾患（chronic obstructive pulmonary disease：COPD），うっ血性心不全（congestive heart failure），肥大性心筋症（hypertrophic cardiomyopathy），薬物依存（drug addiction）などがある．

　宿主側の防御機構もしくは創傷の治癒能力を投与される薬剤によって阻害されてしまう病気には，ステロイド剤の長期連続投与を受ける自己免疫疾患（autoimmune diseases）や，細胞毒薬剤（cytotoxic agents）の投与や放射線治療（irradiation）を伴う悪性腫瘍などがある（Peacock, 1984）．手術を担当する歯科医師は，適切なアドバイスを有病者の担当医師から収集しなければならない．患者の栄養状態にも気を配り，患者がベストの状態で手術を迎えられるように努めるべきである．必要があれば，適切な臨床検査を行うことも必要である（第2部第1章 P.40 参照）

Point
全身の健康状態や投薬が創傷の治療に影響を与える

第2章

創傷治癒のバイオロジー

　外科手術は常に人為的に創傷を作り出す手技であると同時に，創傷治癒での環境を整える操作ともいえる．それゆえ，外科手術を行う臨床家は組織損傷における創傷治癒のバイオロジーをよく理解しておくことが大切である．とりわけ，インプラント外科手術を行う臨床家は，異物反応を惹起させる可能性のある人工物を生体内に埋入したり，骨造成において，失活した組織を利用したりする意味で，抜歯や歯周外科手術と比較して創傷治癒過程を阻害するリスクが大きいことを念頭におくことが大切である．そのために，創傷治癒のバイオロジーへの理解が重要になってくる．

　組織の損傷は外傷によってだけでなく，下記するような何らかの病的要素によっても生じる．われわれ臨床家は，病的刺激による組織の損傷をコントロールすることは困難であるが，医原性損傷による余分な組織損傷を防いだり，治癒の条件を整えることは可能である．しかしながら，創傷治癒のバイオロジーのルールに反すれば，治癒を遅らせてしまう事態も引き起こしかねない．

　本章では，創傷治癒のバイオロジーをまとめていく．そして，治癒過程のバイオロジーと臨床との接点を「臨床への示唆」という形で考察していきたい．また，オッセオインテグレーションにおける創傷治癒の考え方についても言及する．

1. 組織損傷の病因

外科処置は組織に損傷を与えるが，他のファクターを知ることで治癒を阻害しないようにする

　組織損傷の病因は物理的および化学的傷害に大別され，具体的には表1-2-1に示すようなものがある（Hupp, 1998）．

　組織損傷を引き起こす物理作用には，切開や挫滅，加熱，放射線被爆，乾燥や動脈および静脈の還流阻害があげられる．化学作用には，非生理的な浸透圧やpHの薬剤がある．タンパクを破壊することで組織にダメージを与える酵素や，血管収縮や血栓により虚血を生じるものが含まれる．

表1-2-1　組織損傷の病因

物理作用（physical）	化学作用（chemical）
・切開（incision）	・非生理的なpHの薬剤（液体）(agents with unphysiologic pH)
・挫滅（crushing）	・非生理的な浸透圧の薬剤（液体）(agents with unphysiologic tonicity)
・熱傷（overheating）	・タンパク分解酵素（proteases）
・凍傷（overcooling）	・血管収縮剤（vasoconstrictors）
・乾燥（desiccation）	・血栓形成剤（thrombogenic agents）
・放射線被爆（irradiation）	
・血流障害（compromised blood flow）	

2. 上皮再生のバイオロジー

上皮は損傷によって移動を開始し，接触抑制によって止まる

損傷した上皮は，移動（migration）と接触抑制（接触阻害：contact inhibition）として知られる過程によって再生する能力（regenerative ability）を有する．つまり上皮の再生メカニズムは，まず，上皮の遊離端がもう一方の上皮の遊離端と接触するまで移動増殖し，その後，外側に成長するのをやめることで再生過程が終わる．これは，遊離端を押し出す胚上皮細胞（germinal epithelium cells）の増殖によるものである．理論的には，この過程は，周囲に接触する他の上皮細胞が損傷した上皮細胞から分泌される化学伝達物質（chemical mediators）をコントロールしていると考えられるが，このことはいまだに証明されていない（Hupp et al, 1998）．

上皮の表層のみが損傷した場合には，上皮には通常血管組織が存在しないことから，創傷の直上を上皮が移動するだけで創傷治癒は完結してしまう．組織損傷が上皮下にまで及んだケースでは，血液供給のある結合組織上を上皮が移動し，表層の血餅下で治癒が進んでいく．そして，対峙する上皮の断端に達した時に血餅は乾燥して痂皮（scab）になり剥落する．

臨床への示唆　接触抑制は切開線の設定時に意識する

接触抑制による上皮治癒システムが逆に問題を引き起こすのは，口腔内の損傷が上顎洞内にまで及んだケースである（古賀，2000）．応用編 P.31 で詳述するが，口腔粘膜の接触抑制が上顎洞粘膜と生じることで，管形成を発生させることがある．このケースは，臨床家が上皮再生のバイオロジーを理解しておかなければならない重要なケースといえる．そのため，上顎洞にアプローチする場合は，図1-2-1 にあるように開窓部から一定の距離をおいて切開線を設定する必要がある（「応用編」P.31，32 参照）．逆に歯周治療の分野では，apically repositioned flap operation で付着歯肉を増大することに利用される（Friedman, 1962）．

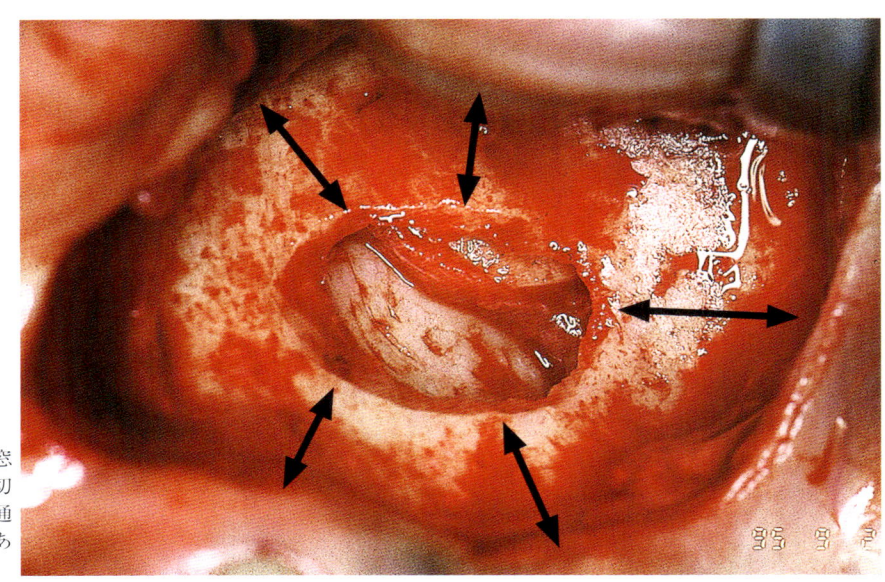

図1-2-1　上顎洞開窓時の切開は開窓部から一定の距離が必要で，開窓部と切開線が重なるか近接している場合は交通路を形成（duct formation）するリスクがある．

3. 創傷治癒の諸相

> 創傷治癒の諸相は，炎症期，組織修復期，組織再構築期に分けられる

上皮を喪失した組織は，その原因にかかわらず，一定した機序により組織の連続性を再構築しようとする．これがいわゆる創傷治癒（wound healing）である．この過程は大きく分けて，炎症期（inflammatory stage），組織修復期（fibroplastic stage），組織再構築期（remodeling stage）の3つの段階に分けることができる．

外科医は創傷の自然な治癒過程を促進する（promote）可能性があることも，阻害する（impede）可能性があることも理解しておく必要がある．外科手術の原理原則にのっとった手技を施せば，適切な創傷治癒を促し，組織の連続性（continuity）の復元や，瘢痕の最小化（minimization），機能の再構築などが容易になるであろう．しかしながら，口腔粘膜であろうと他の組織であろうと，創傷は現実には瘢痕なしには治癒は難しい．そのため，外科医の目標は，手術に伴う瘢痕を防ぐのではなく，むしろ瘢痕と機能低下を最小限に抑えるように努めることである．

1）炎症期

炎症期は組織が損傷を受けると同時に始まり，炎症を長引かせるような問題がなければ3～5日間で終わる．炎症期は細かく分類すると，血管相（生活反応期：vascular phase）（図1-2-2）と細胞相（創内浄化期：cellular phase）（図1-2-3）の2つの相に分けられる．

血管相は，損傷血管の収縮により開始し，いわゆる出血，血液凝固を営む．具体的には，血管収縮（blood vessel vasoconstriction）が創傷部位に流入する血流（blood flow）を遅くし，血液凝固を促進する．そして，損傷から数分以内に白血球から合成されたヒスタミン（histamine）とプロスタグランジン（prostaglandins E_1，E_2）が，血管拡張（blood vessel vasodilatation）を引き起こし，血管内皮細胞（endothelial cells）間に微小なスペースを開口させ，血漿（plasma）が漏出し，白血球が間質組織（interstitial tissues）へと移動する．漏出した血漿から出たフィブリン（fibrin）は，リンパの流れを阻害し，それにより漏出血漿（transulated plasma）が創傷部に蓄積して汚染物質を希釈する作用が生じる．この体液の蓄積（fluid collection）が浮腫の正体である．

細胞相は，組織外傷による血清中補体の活性化によって引き起こされ，炎症に代表される創内浄化を行う．ここでの体内のシステムについては補足として章末に述べる（補足1-2-1）．

炎症期は創傷の強度が大きくならない期間なので遅滞相（lag phase）とも呼ばれる．理由はコラーゲン（collagen）の沈着がほとんど生じないからである．創を閉鎖しておくために主役として働くのは，引張り強さが微弱なフィブリンである．

臨床への示唆　炎症期にあたる手術後3～5日間は創が裂開しやすい

創を閉鎖しておくフィブリンの脆弱さから，この時期は，創の裂開が起こりやすい時期である．そのため，インプラント手術後3～5日間は創面を安静に保たねばならない期間であり，可能なら義歯装着を禁じ，しゃべり過ぎることや，硬い食物を摂ることを控えるように患者に伝えておきたい．

第2章 創傷治癒のバイオロジー

炎症期の血管相（生活反応期）

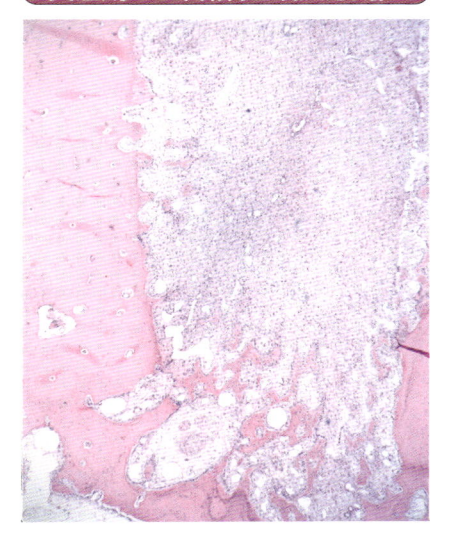

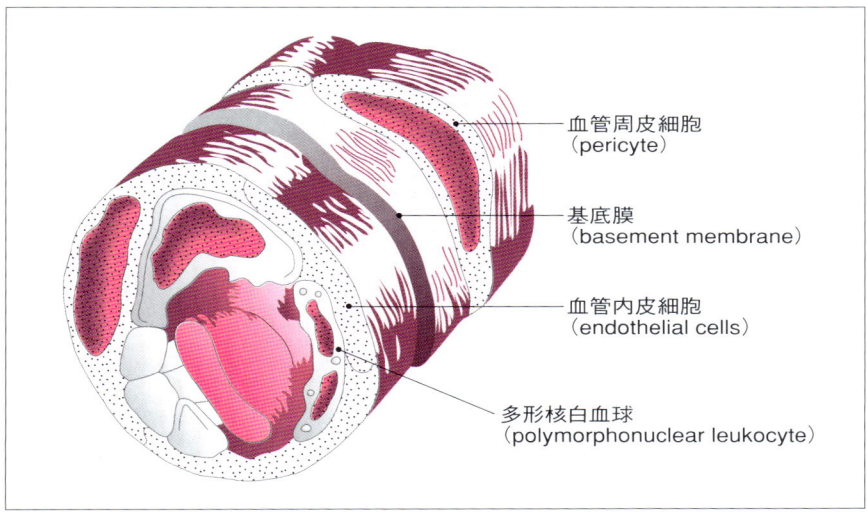

血管周皮細胞（pericyte）
基底膜（basement membrane）
血管内皮細胞（endothelial cells）
多形核白血球（polymorphonuclear leukocyte）

図1-2-2-a	図1-2-2-b
	図1-2-2-c

ヒスタミン（histamine）
プロスタグランジン（prostagrandins）
血管拡張によって、血管内皮細胞間に生じた間隙（open gaps between endothelial cells）

図1-2-2-a　炎症期（生活反応期）の組織像（イヌの抜歯窩）（東京歯科大学・井上孝教授のご厚意による）．

図1-2-2-b　炎症期の血管相初期：創傷に対する早期の血管の反応．最初に一過性の血管収縮が生じ、創傷の止血の一役割をなす．

図1-2-2-c　炎症期の血管相後期：一過性の血管収縮の後すぐに血管拡張が起こり、血管内皮細胞に間隙が生じて、白血球や血漿が漏出される（図1-2-2-b, c共にBryant, 1977より引用改変）．

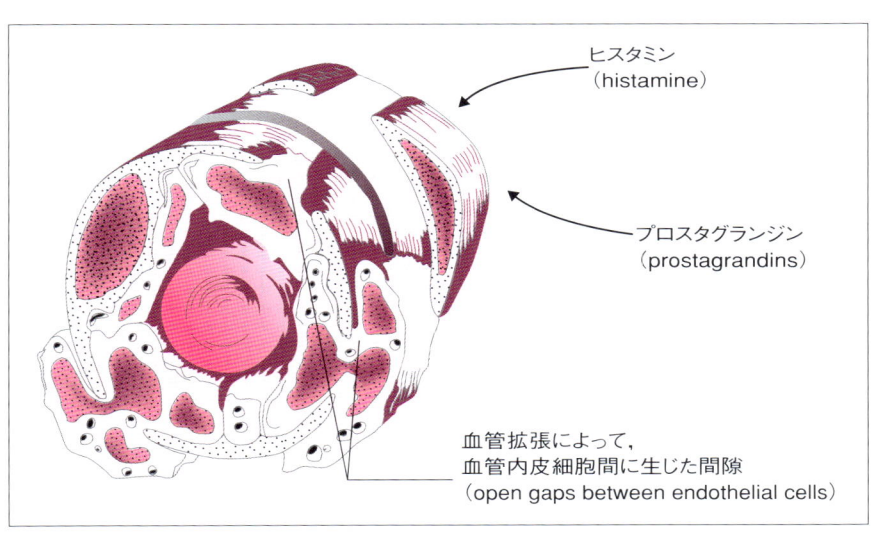

炎症期の細胞相（創内浄化期）

血餅（blood clot）
上皮（epidermis）
上皮細胞（epithelial cells）
真皮内のコラーゲン束（collagen bundles in dermis）
線維芽細胞（fibroblasts）
白血球（leukocytes）
白血球を漏出している毛細血管（leaking capillary）
毛細血管（capillary）

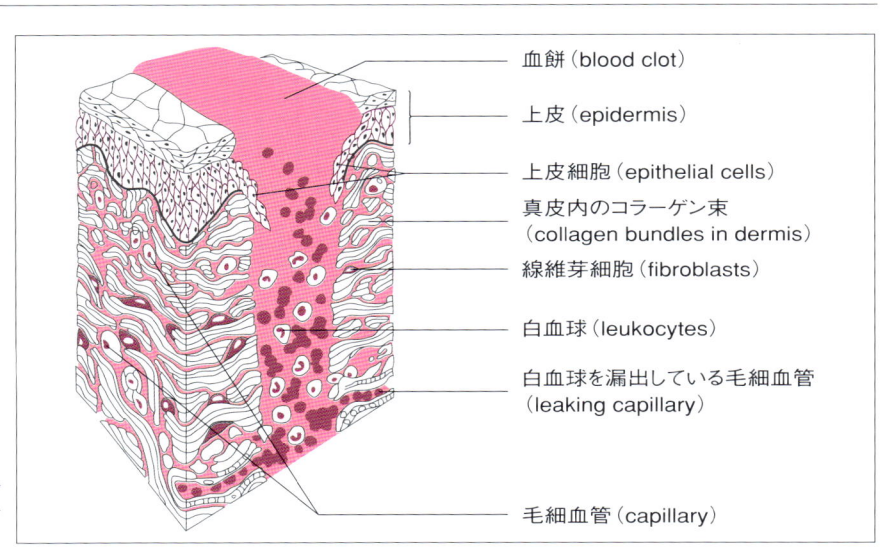

図1-2-3　炎症期の細胞相：創部は血餅や炎症性細胞、血漿によって満たされる（Bryant, 1977より引用改変）．

2) 組織修復期

組織修復期(fibroplastic stage)は英名をそのまま直訳すれば線維形成期で，炎症期後2～3週間継続する．血小板(platelet)やリンパ球(lymphocyte)，血管内皮細胞などにより，この時期，創内で最大限に活性化されたマクロファージは，周辺の基質(ground substance)を刺激する結果として線維芽細胞(fibroblast)も活性化する．線維芽細胞の増殖が促進されると，肉芽組織の形成，組織の修復への足がかりがつけられる．毛細血管(capillary)の新生もこの時期に盛んになる．この時期は，痂皮の下方が創面の両端から再生してきた上皮(epidermis)で覆われる時期でもある(図1-2-4)．

創傷後3～4日で線維芽細胞は多分化能性の間葉系細胞(pluripotential mesenchymal cells)を分化させてトロポコラーゲン(tropocollagen)を産生させる．トロポコラーゲンはコラーゲン線維を形成している基本単位である．線維芽細胞はまた，フィブロネクチン(fibronectin)も分泌する．フィブロネクチンはいくつかの作用を持つタンパク(protein)で，フィブリンを固定することや免疫系のシステムで除去すべき異物(foreign material)の認識に貢献し，線維芽細胞の走化性因子(chemotactic factor)として働く．そして，最終的にはフィブリン索(fibrin strands)に沿ってマクロファージがフィブリンそのものを貪食することを誘導する役割を支える．このフィブリン索は，新生毛細血管によっても利用される．すなわち，創傷部の縁端の既存血管からフィブリン索に沿って毛細血管が新生していき，反対側の血管と吻合することで毛細血管組織の再生を行う．線維増殖(fibroplasia)が続いて新生細胞が増殖することにより，線維素溶解(fibrinolysis)も起こる．これは，不要になったフィブリン索が新生毛細血管によって運ばれたプラスミン(線維素溶解酵素：plasmin)により生じる現象である．

臨床的見地から述べれば，組織修復期は2～3週間続き，創傷が強度を急速に増す期間で，最後期における創傷は，多量のコラーゲンにより創傷前の70～80％の引っ張り強さを有するまでに強化される(図1-2-4)．

臨床への示唆　インプラント埋入手術後の義歯は床縁を短くした方がよい

インプラント埋入手術後，義歯の装着が必要なケースでは，創傷の強度が減じている点から創の裂開を防ぐため，手術後2～3週間以内に義歯を装着したいケースでは，床縁を短くしておくことが必要であろう．

3) 組織再構築期

創傷治癒の最終段階は，組織再構築期あるいはリモデリング期(remodeling stage)と呼ばれる(図1-2-5)．また，創傷成熟期と定義付けられる場合もある．この時期は，組織修復期に張り巡らされたコラーゲン線維がより強靭な新しいコラーゲン線維に置き換えられる時期でもある．また，血管の新生も終了し，創傷の代謝が減じた結果，創傷の発赤も消失する．この期間，創傷の強度はなお増し続けるが，それは組織修復期のような急速な変化ではない．再構築が進んでも，創傷が生じる前と比べてコラーゲン線維の配列が劣っているため，創傷の強度は80～85％程度までしか回復しない．創傷は組織修復期の末期からこの時期に収縮を生じる．

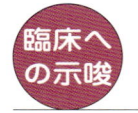

臨床への示唆　創傷は収縮することを忘れない

外科医は，組織修復期の末期から組織再構築期の創傷の収縮をある程度予測して創を閉鎖しなければならない．さもなければ，創傷に必要以上の瘢痕を残すことになるので，縫合に関するeversion conceptが重要になる(第1部第1章 P.15参照)．

第2章　創傷治癒のバイオロジー

組織修復期

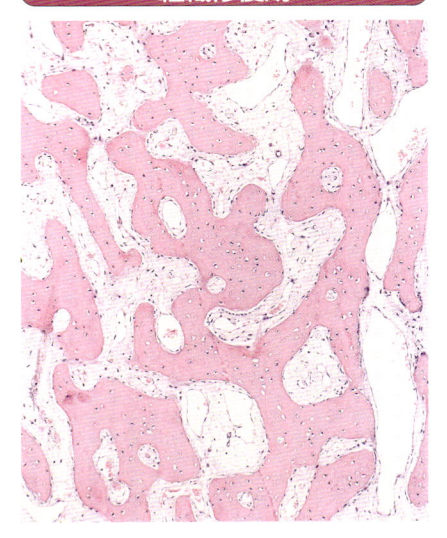

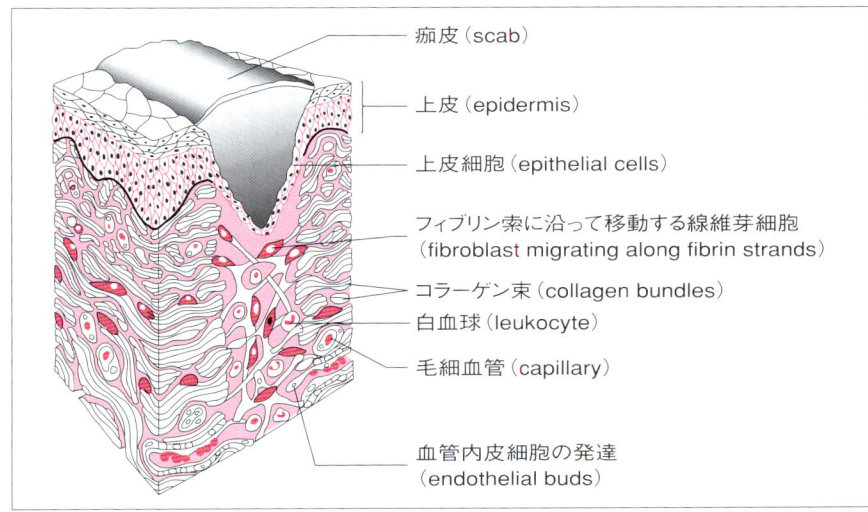

図 1-2-4-a | 図 1-2-4-b
図 1-2-4-c

図 1-2-4-a　組織修復期の組織像（イヌの抜歯窩）（東京歯科大学・井上孝教授のご厚意による）．

図 1-2-4-b　組織修復期の移動相（migratory phase）：上皮細胞の移動が生じ，白血球が異物や壊死組織を処理，毛細血管が創内に侵入増殖され，線維芽細胞がフィブリン索に沿って創内に移動する．

図 1-2-4-c　組織修復期の増殖相（proliferative phase）：細胞増殖により上皮細胞の厚みが増して，コラーゲン線維が線維芽細胞に沿って増殖する．毛細血管が創の反対側からのものと吻合する（図 1-2-4-b，c 共に Bryant, 1977 より引用改変）．

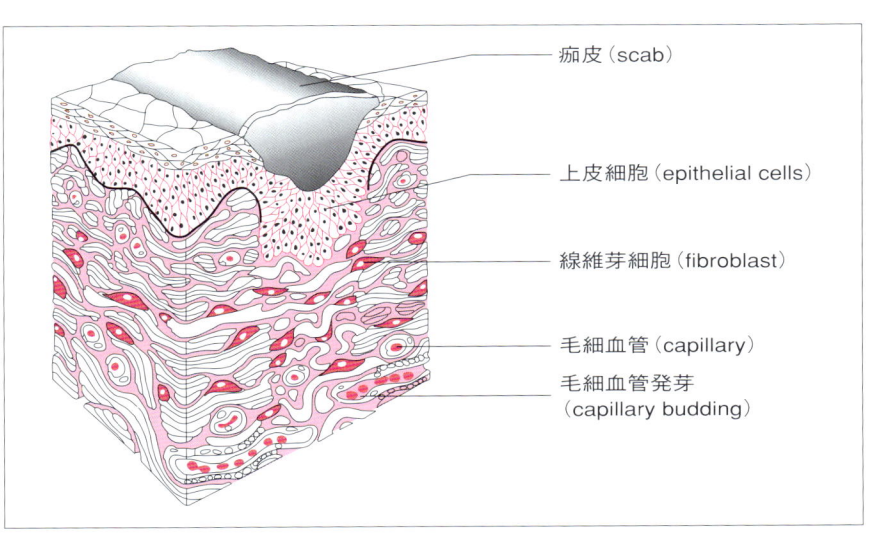

- 痂皮（scab）
- 上皮（epidermis）
- 上皮細胞（epithelial cells）
- フィブリン索に沿って移動する線維芽細胞（fibroblast migrating along fibrin strands）
- コラーゲン束（collagen bundles）
- 白血球（leukocyte）
- 毛細血管（capillary）
- 血管内皮細胞の発達（endothelial buds）

- 痂皮（scab）
- 上皮細胞（epithelial cells）
- 線維芽細胞（fibroblast）
- 毛細血管（capillary）
- 毛細血管発芽（capillary budding）

組織再構築期

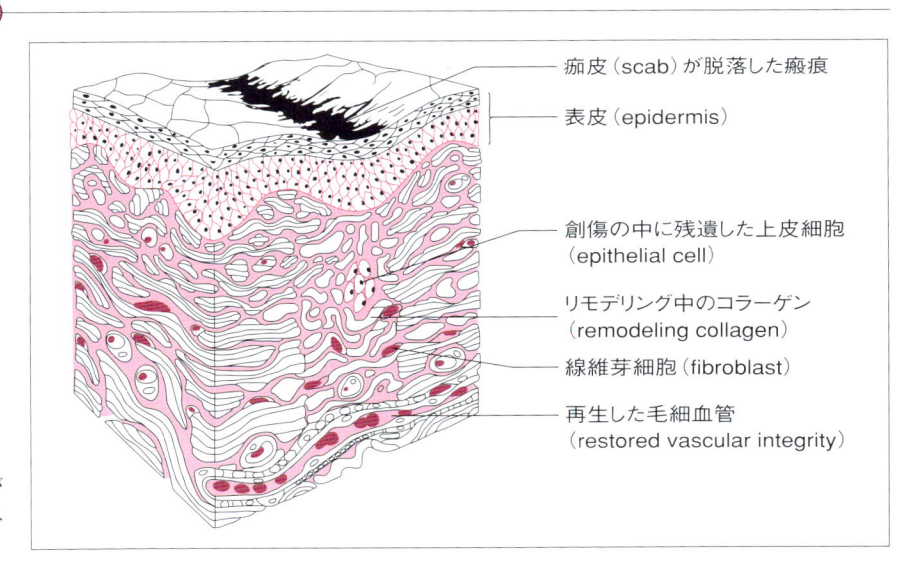

図 1-2-5　組織再構築期：血管新生が終了し，組織が成熟する時期（Bryant, 1977 より引用改変）．

- 痂皮（scab）が脱落した瘢痕
- 表皮（epidermis）
- 創傷の中に残遺した上皮細胞（epithelial cell）
- リモデリング中のコラーゲン（remodeling collagen）
- 線維芽細胞（fibroblast）
- 再生した毛細血管（restored vascular integrity）

4. 創傷治癒の阻害要因

> 創傷治癒の阻害要因には，異物，壊死組織，虚血，創面のテンションがある

1) 異物

異物とは，宿主の生体免疫機構(host organism's immune system)が非自己(non-self)と認識するすべてのもの(細菌や汚染，縫合糸の残遺など)を指す．

異物は3つの基本的な問題を生じる．第一に，細菌は増殖して(proliferate)感染を生じる可能性を持ち，宿主の組織を破壊するようなタンパクを放出する．第二に，細菌以外の異物は，宿主の防御機構から細菌を守るシェルターのような働きをして繁殖の場を与え感染を助長する．第三に，異物は抗原性がある(antigenic)ことが多く，慢性炎症反応(chronic inflammatory reaction)を招き，組織修復(fibroplasia)過程を阻害する．

2) 壊死組織

壊死組織は，創傷において2つの問題を生じる．一つは，壊死組織自体が修復しようとする細胞の侵入増殖(ingrowth)に対するバリアになってしまうケースである．しかも，白血球が酵素による溶解作用(enzymatic lysis)と貪食過程(phagocytosis)により壊死組織片(necrotic debris)を除去するために，創傷治癒の炎症期が延長されてしまう．二つ目の問題は，異物に似た問題である．すなわち，壊死組織が細菌に対して避難場所を提供してしまうことである．壊死組織は創傷内の血液を含むことも多く(血腫：hematoma)，このことは細菌に対して格好の栄養提供になり得る．

3) 虚血

創傷に対する血液供給が減じられた時，その治癒がいくつかの角度から障害を受ける．さらなる壊死組織の拡大や，抗体(antibodies)や白血球，抗生剤などの運搬量が減少することで感染のリスクが大きくなる．創傷部の虚血(ischemia)は，治癒に必要な酸素(oxygen)や栄養(nutrients)の供給を減じてしまう．

> **臨床への示唆** 虚血の原因には創傷部への過剰な外圧や内圧，低血圧症などがある

虚血の原因としては，縫合が緊密すぎたり，縫合をする場所が不適切な場合や，不適切なデザインのフラップ，創面に対する過剰な外部からの加圧(外圧：external pressure)，血腫のような過剰な内圧(internal pressure)，低血圧症(systemic hypotension)，末梢血管の異常，貧血(anemia)などが考えられる．

4) 創面のテンション

創面のテンションは，治癒を阻害する大きな要因である．もし縫合が過剰な圧でなされたならば，締め付けられた組織は絞扼され(strangulated)，虚血を生じる．創面は自然に閉鎖しているようなテンションフリー(tension free)の状態で閉鎖されるべきであり，縫合糸によって引っ張っておかなければ裂開してしまうような状態でされるべきではない．

> **臨床への示唆** テンションフリーな創の閉鎖が重要である

過剰なテンションのかかった縫合がなされた創面で，抜糸が治癒過程の早期になされると，創面は離開して過度な瘢痕形成と創傷の収縮(wound contraction)が起こる．逆に創面が離開することを防ぐ目的で抜糸を遅らせたならば，上皮が縫合糸に沿って迷入をきたし，フィステルを形成して点状の瘢痕を残す可能性がある．また，感染の恐れもある．

5. 一次治癒と二次治癒

> 一次治癒は外科手術の目標で、瘢痕を最小限にして治癒を早める

一次治癒 (healing by primary intension) および二次治癒 (healing by secondary intension) という用語は、創傷治癒の2つの基本的な形態を示す。

一次治癒とは、組織が創傷を受ける前と同じところに復元された場合に起こる治癒形態を指す。組織は創傷を認知しないという仮定から、最小限の瘢痕形成 (minimal scar formation) で治癒する。厳密にいえば、一次治癒は理論的には可能でも臨床的には困難だが、どのような状況でもそれに近づくことが外科医の目標といえる（図1-2-6）。

対照的に二次治癒の例としては、創縁のずれや離開を伴う裂傷や切開、骨折、神経の治癒や、創面の間に組織の喪失が生じ、創縁が十分に近接させられない場合などが含まれる。これらの状況では治癒期間に、上皮の移動やコラーゲンの添加、収縮、再構築などが大量に行われることになる。結果として一次治癒に比べ治癒は遅く、瘢痕はより多く形成されることになる。

二次治癒の具体的な臨床例として、抜歯窩の治癒や不適切な整復をなされた骨折、深い潰瘍、軟組織の剝離創なども含まれる。

外科医によっては、二次治癒となる創傷の上に組織の移植を行う治癒過程を三次治癒 (healing by tertiary intention) と呼ぶこともある。

一次治癒獲得症例（図1-2-6）

一次治癒獲得のために…
裂傷面の脂肪層を切除し、創面を鋭利に整えて緊密に縫合.

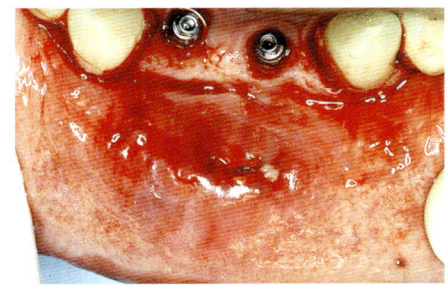

図1-2-6-a　インプラントにより下顎切歯4本を修復した患者が、転倒による外傷で来院。粘膜に裂傷形成、下顎左側犬歯が破折、第一大臼歯が脱臼、インプラントのアバットメントスクリューが湾曲していた。

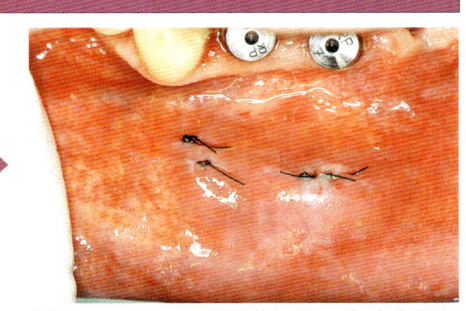

図1-2-6-b　1週間後には一次治癒的に治癒した。インプラント上部構造は、アバットメントスクリューを交換して、印象採得後、通法に従い補綴処置を行った。

臨床への示唆　一次治癒獲得の条件は、創傷前の位置関係の復元と死腔を作らないこと

口腔粘膜は、ほぼ一次治癒に近い状態がまれではない。そのため臨床的な意味での一次治癒を目標とする技術とは、創面を、創傷前の位置関係に、死腔 (dead space) を作らないように可及的に復元することであるといえよう。このような注意深い技術は、創傷治癒機転の期間において、上皮の再生 (reepethelialization) やコラーゲンの添加 (collagen deposition)・収縮、組織の再構築の量を減じることができる。よって、臨床的一次治癒は二次治癒に比べ感染のリスクが少なく、瘢痕形成もわずかで、より速く創傷治癒が完結する。創傷の一次治癒の具体例は良好に復元された裂傷 (laceration) や切開、適切に整復された骨折 (well-reduced bone fractures)、損傷後早い時期に解剖学的に正確な吻合手術を施された神経などがあげられる。

6. 抜歯窩における創傷治癒
➡ 抜歯窩の治癒は二次治癒である

　抜歯窩における創傷治癒(healing of extraction socket)は，前述の軟組織の創傷治癒と同様に生じる．すなわち，炎症，上皮の再生，組織修復，組織再構築などが順に行われていくわけである．すでに述べたように，抜歯窩の回復は二次治癒によるもので，X線写真上で周囲骨との違いがわからなくなるまでに長期間を要する．

　抜歯が行われた後，抜歯窩は破損した歯根膜に覆われた皮質骨(X線写真的に白線と呼ばれる)からなり，歯冠側上縁は口腔粘膜上皮(歯肉)である．抜歯窩は血液により満たされ，それが凝固して口腔環境の汚染から隔離される．他の創傷治癒と同様に，治癒機転の最初に炎症期が始まり，白血球が抜歯窩に入り込んで細菌や汚染物質，あるいは壊死組織片(残遺骨片など)を除去する．組織修復期は，炎症期に続いて抜歯後第一週に始まり，線維芽細胞と新生毛細血管の侵入増殖が起こる．上皮は抜歯窩に沿って，反対側から移動してくる上皮と接触抑制を生じるまで移動する．あるいは，線維芽細胞と新生血管により満たされた肉芽組織の上で(痂皮の下方で)接触するまで移動する．1週間ほど経つと，抜歯窩の骨縁には破骨細胞が蓄積されてくる．

　抜歯後2週目は，多量の肉芽組織により満たされる時期で，類骨が抜歯窩に沿って沈着し始める．小さな抜歯窩は上皮によって完全に覆われることもある．3〜4週目に入ると上皮再生はほとんどのケースで終わる．抜歯窩内の皮質骨は，骨頂と抜歯窩の壁から吸収が進み，海綿骨によって抜歯窩を横切るように置き換えられていく．こうした置換は4〜6ヵ月間持続される．X線写真上でもはっきりした白線が消失するまで同様の時間を要する．骨が抜歯窩を満たしていくにつれ，上皮は歯槽頂方向に移動し，最終的には隣接する歯槽頂と同じレベルまで回復する．1年後にはわずかな瘢痕を除いて，X線写真上での抜歯窩の残遺はほぼなくなる．

> **臨床への示唆**　抜歯窩では，軟組織で6〜8週間，骨では6〜9ヵ月間，インプラント埋入に際して治療を待たなければならない

　抜歯窩における創傷治癒のバイオロジーは，インプラント埋入手術をいつ行うかという意味で大切な知識である．

　抜歯窩における創傷治癒という側面からインプラント埋入可能な時期を考えた場合，インプラントの初期固定に必要な骨が抜歯窩以外に十分ある場合でも，4週間以上待った方がよいと考えられる．なぜなら，上皮の再生に4週間は最低限必要だからである．もし上皮が完全に再生していないと，創傷治癒が適切に起こらない可能性がある．このことは，創面の離開や感染を生じやすいというリスクが高まることを意味する．

　創傷治癒のバイオロジーからは，抜歯後即時埋入(immediate implant installation after extraction)はリスクが高いと考えた方がよい．抜歯後数日間は炎症期で，抜歯窩を浄化する期間であり，細菌や壊死組織片を溶解している時期に高い清潔度を要求するインプラント埋入を行うべきではないと考えるからである．著者はこうした点を踏まえて，軟組織の治癒のみが必要な下顎オトガイ孔間の埋入のケースにおいては，抜歯後6〜8週間をインプラント埋入の時期としている．

　インプラント埋入のために骨の再生を待つケースでは，抜歯後6〜9ヵ月を一つの目安にしている．ただし，大きな嚢胞が存在しているケースなどはさらに長い治療期間が必要と思われ，X線診査による確認が必要なことは論を待たないであろう．

7. 骨の創傷治癒

> 軟組織の治癒との相違は骨芽細胞と破骨細胞のかかわりである

骨の創傷治癒（bone healing）も既述の軟組織の治癒（炎症期，組織修復期，組織再構築期）と基本的には同様である．しかしながら，軟組織と異なるところは，損傷した骨の再生に骨芽細胞（osteoblast）と破骨細胞（osteoclast）がかかわる点である．

骨の創傷治癒に重要な役割を持つ骨形成原細胞（osteogenic cells）は，外骨膜（periosteum），内骨膜（endosteum），循環多分化能性間葉細胞（circulating pluripotential mesenchymal cells）の3つの由来を持つ細胞である．破骨細胞は，単球前駆細胞（monocyte precursor cells）由来で，壊死した骨組織とリモデリングする骨を吸収する機能を持つ．骨芽細胞は類骨（osteoid）を作り，治癒期間に骨が動揺しない場合は，石灰化（calcify）していく．

前述の一次治癒と二次治癒の概念は，骨の場合にも当てはまる．骨折した骨の遊離端が1 mmか，それ以上離れていたならば，骨は二次治癒によって治癒する．そうしたケースでは，組織修復期に骨のギャップを埋めて橋渡しをするために大量のコラーゲンが沈着しなければならない（図1-2-7）．線維芽細胞と骨芽細胞は，大量の線維基質（fibrous matrix）を作り出す．線維基質は，骨の遊離端を越え

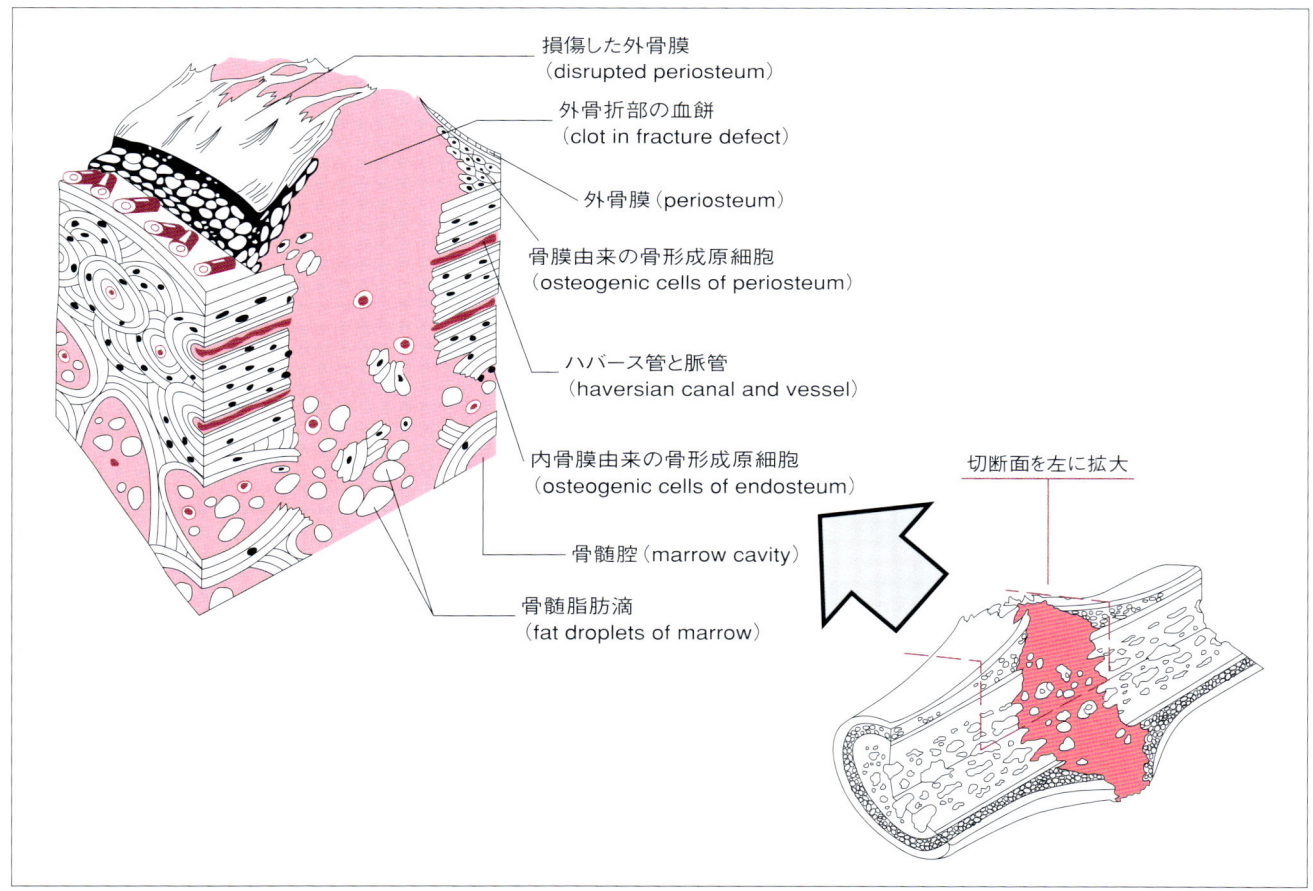

図1-2-7　骨の治癒における組織修復期の早期：骨形成原細胞は骨膜と骨髄に由来し，増殖，分化して骨芽細胞や破骨細胞，軟骨芽細胞になる．同時に毛細血管新生が開始する（Bryant, 1977より引用改変）．

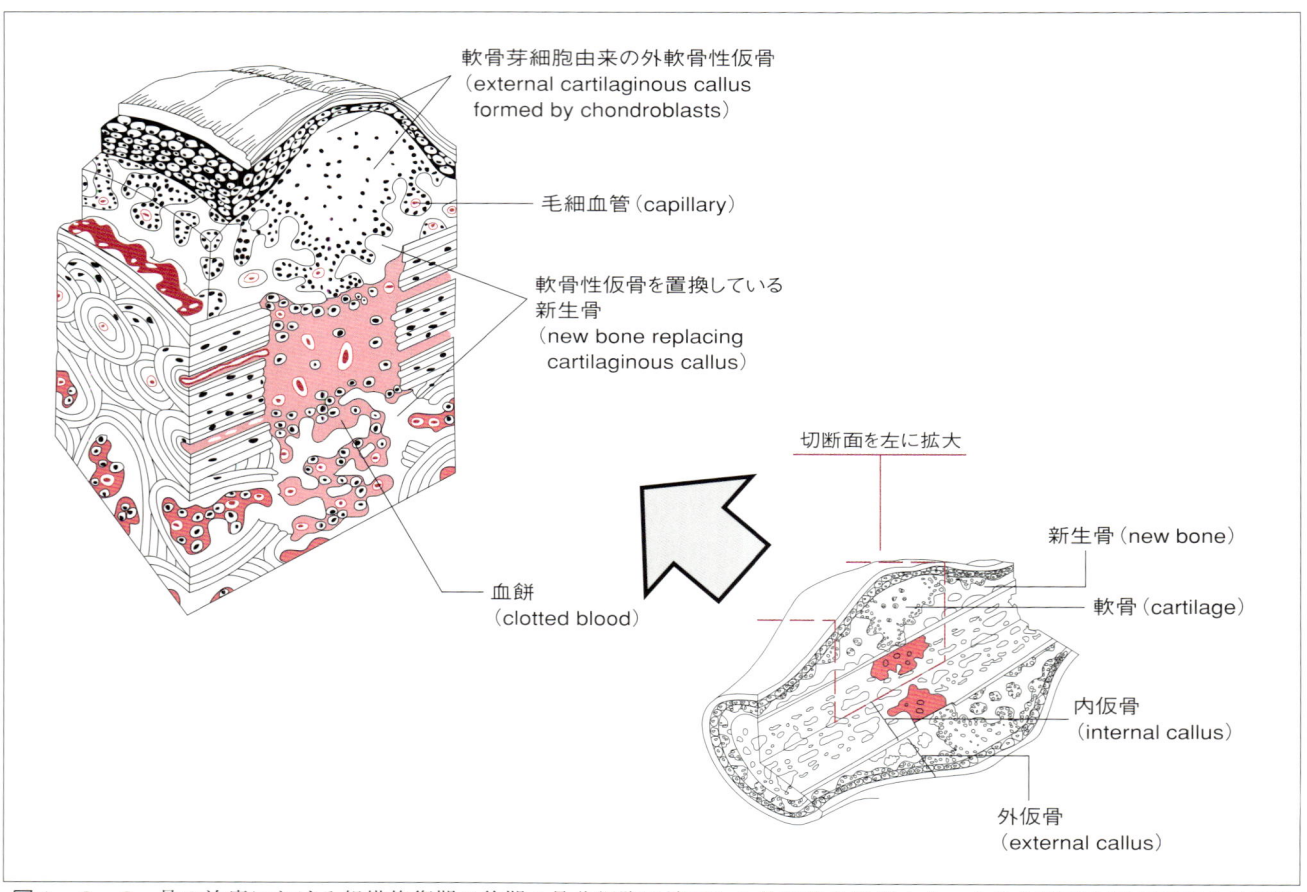

第1部　インプラント外科の条件—執刀前に学ぶ基本知識—

図1-2-8　骨の治癒における組織修復期の後期：骨芽細胞は壊死した骨細胞を吸収する．十分な酸素分圧が存在する部分は，骨芽細胞が新生骨を作り，低酸素分圧の部分には，軟骨芽細胞が軟骨を生じさせる（Bryant, 1977 より引用改変）．

て周囲にまで造成し，いわゆる仮骨（callus）を形成する（図1-2-8）．通常の条件下では，仮骨を含む線維芽細胞は骨化していく．組織再構築期においては，骨の不要な部分が破骨細胞によって吸収され，骨芽細胞が新生骨を沈着させる（図1-2-9）．

一次治癒による骨の治癒は，不完全骨折，例えば若木骨折（greenstick fracture）のように，骨折遊離端が互いに分離していない状態の場合や，外科医が適切に整復し（解剖学的な骨折の整復：anatomic reduction of the fracture の意味），強固に固定した場合に生じる．これらのケースでは線維組織の発生が少量に抑制され，仮骨形成も最小限で，骨折部内に早期に再骨化が生じる．一次治癒にもっとも近い状態を生じさせる外科的テクニックは，骨折後のプレート固定による解剖学的整復処置である．プレート固定は，骨折時に骨の両端間距離を最小限に抑えることで，線維組織の発生をごく少量に抑制しながら，骨折隙を埋める骨化を生じさせることが可能になる．

適切な骨の治癒に重要な二大要因は，血液供給（vascularity）と固定（immobility）である．線維性結合組織は骨化のために豊富な血液供給を必要とする．つまり，血球によって十分な酸素を運ぶことが重要である．もしも十分な血液供給あるいは酸素補給がなされなければ，骨ではなく軟骨（cartilage）が形成されるであろう．さらに血液供給の不足した事態では，線維組織は軟骨化（chondrify）も骨化（ossify）も不可能になる．骨化には適当なテンション

第 2 章　創傷治癒のバイオロジー

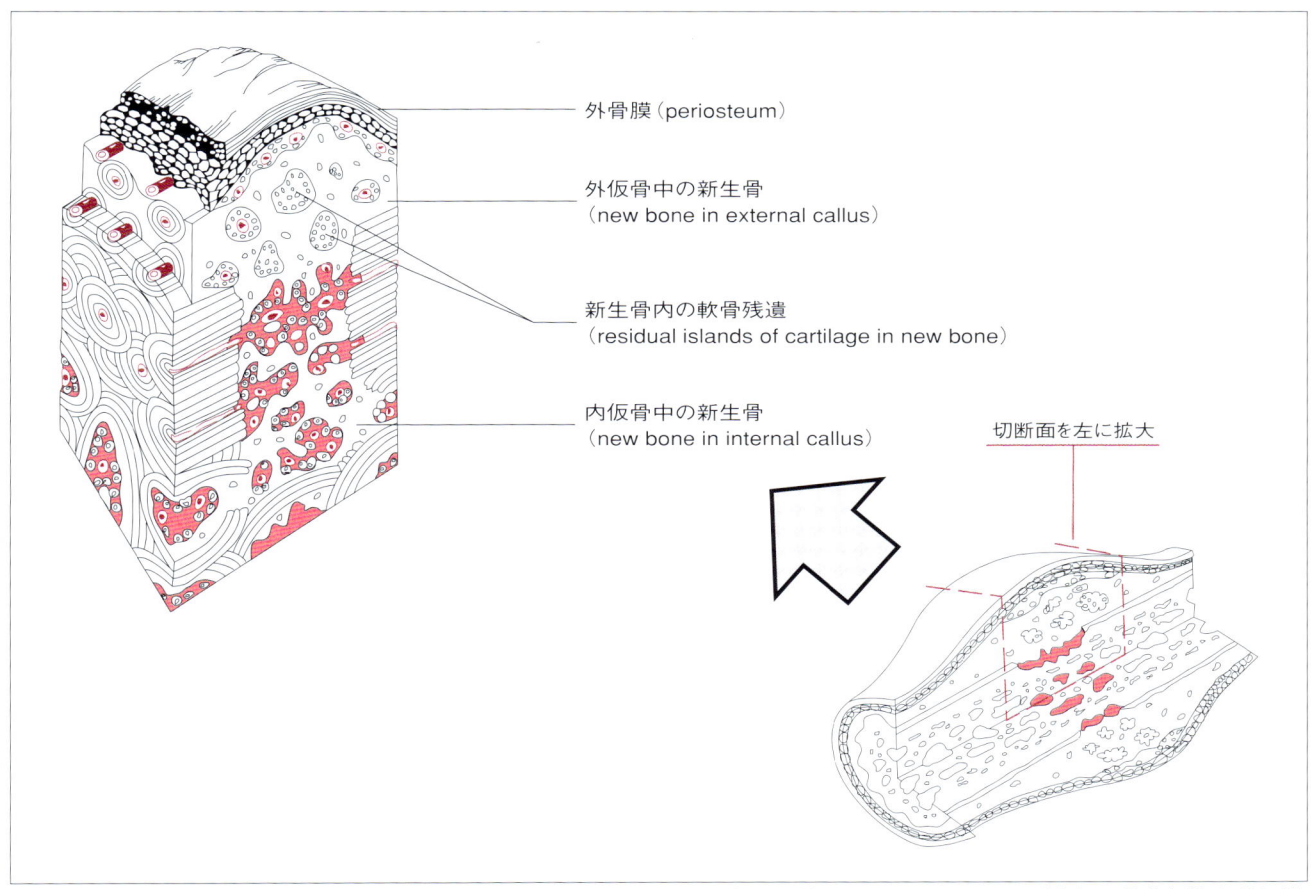

図1-2-9　骨の治癒における組織再構築期：破骨細胞は不要な骨を吸収し，骨にかかるストレスに反応して骨芽細胞が骨組織を添加する．血管に沿って皮質骨の同心円（状）層板構造のハバース管が形成される（Bryant，1977より引用改変）．

による刺激が有効とされるが，度を過ぎれば創傷の動揺となり，血液供給を阻害し，骨折面に沿って骨化ではなく軟骨や線維組織を発生させてしまう．軟組織の外傷を伴い，創面が外部環境にさらされたケースでは感染を助長するリスクが高くなる．

臨床への示唆　骨の創傷治癒の二大要因は，インプラント外科手術でのリスクファクターを示唆している

　骨の創傷治癒は，インプラント外科手術を行う臨床家に多くの示唆を与える．インプラントのオッセオインテグレーションは，いくつかの条件を付与した骨の創傷治癒機転と考えることができ，骨移植による骨造成もその範ちゅうであるとすることができる．そのため，上記した骨の治癒に関する二大要因，血液供給と固定は，インプラント外科手術にも重要であることは自明である．

　この骨の治癒に関する二大要因は，概念をリスクにまで広げるならば，次のように考えることができる．
　第一の要因，すなわち血液供給に関しては，インプラントの埋入本数が多ければ，血液供給の阻害が生じる恐れが大きくなるリスク，メンブレンの使用や，メンブレンの下に自家骨片や人工骨などを置くことによる血液供給の遮断が生じるリスクがあげられる．第二の要因，すなわち固定の重要性に関するリスクとしては，骨片などをインプラントのスレッド上に置く処置の術後の骨片の動揺に関するリスクなどがあげられる．

　日々われわれが目にする新しいテクニックを，バイオロジーというフィルターを通して考える力を臨床家は有するべきではないだろうか？　そういう仮定で，著者は骨の創傷治癒に関するバイオロジーは極めて重要と考える．

8. オッセオインテグレーション

> オッセオインテグレーションは創傷治癒の一種と考えることが可能である

オッセオインテグレーション（osseointegration）の概念が受け入れられるまでは（Brånemark et al, 1985；Zarb & Symington, 1983），上皮を貫通して体内に挿入されたすべての異物はやがて排出されると考えられていた．ようするに，上皮が異物表面に沿って移動していき，最後には体内にある異物のすべての部分を包み込んで上皮によるバリアで体内と完全に遮断してしまうはずであった．これは歯科インプラントでいうならインプラントの動揺，脱落を意味する．

抜歯窩における創傷治癒の項で述べたように（本章 P.28 参照），上皮による異物の囲い込みと排出のメカニズムは，接触抑制原理の結果によるものと考えられる．これまで，接触抑制，すなわち上皮の成長と移動のメカニズムは，いかなる外力などによっても阻止できないものと考えられており，反対側の上皮細胞に接触するまで上皮は成長を続けるとされていた．Brånemark は，生体に対して不活性な材料（inert foreign materials）を用いれば，軟組織の介在なしにインプラントと骨が直接強固に接触（結合）し，上皮がインプラント表面に沿って骨内にまで移動してこないことを発見した．しかし，もしインプラントと骨の間に一層の結合組織が介在すれば，上皮はインプラントに沿って移動し，最終的にはインプラントを排出する．そのため，インプラントと骨の結合（オッセオインテグレーション）とは，

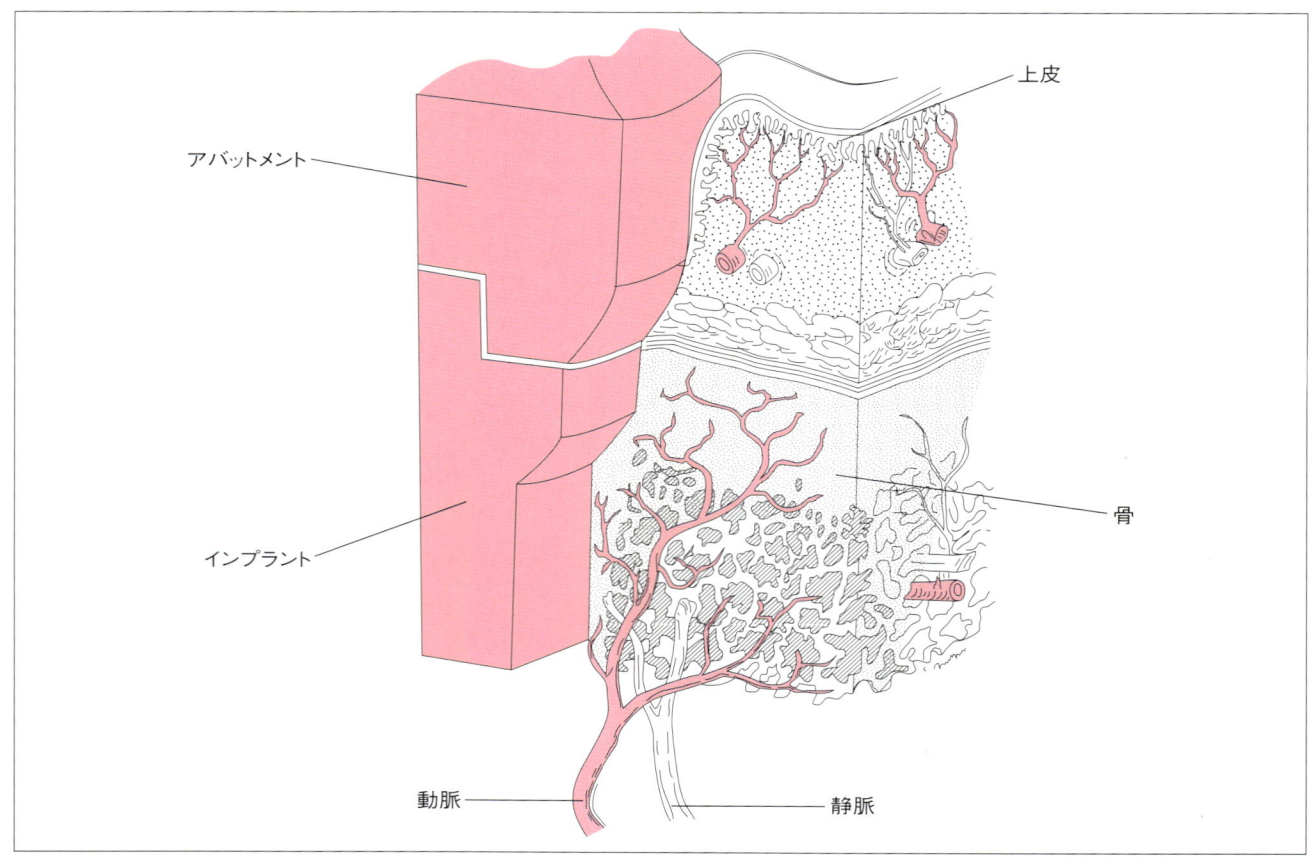

図1-2-10 オッセオインテグレーション．定義は，インプラントが軟組織の介在なしに骨と直接的に接している状態（Brånemark, 1977），または，人工材料が臨床的に無症状で強固な固定が骨との間に獲得，維持される過程（Zarb & Albrektsson, 1995）とされる．創傷治癒の観点からは，接触抑制なしに上皮の移動が人工材料上で止まることとも考えられる（Hupp et al, 1998 より引用改変）．

第2章　創傷治癒のバイオロジー

上皮の移動が従来考えられていた接触抑制なしに止まることと換言できるかもしれない（図1-2-10）．

骨－インプラント接合部直前で，上皮の移動が止まる理由は不明である．しかしながら，われわれ臨床家は，この現象を利用することで補綴物支持を可能としている．また，治療範囲を広げるならば，顎顔面領域の目，耳，鼻などの皮膚貫通型のインプラントでもこの現象を利用して補綴物を支持することができる．

インプラント周囲の創傷治癒には，骨－インプラント間と口腔軟組織－インプラント間の2つのファクターが関連する．インプラントには純チタン性のものが通常使用されるが，チタン以外の材料でも，生体に対して不活性な材料を適切な方法で植立するならば同様な治癒が生じる．オッセオインテグレーションが成立するためには，インプラント－生体間において軟組織の形成の前に骨組織の治癒が起こる必要がある．逆に，軟組織が骨より早くインプラントに対して到達するのなら，オッセオインテグレーションは成立しない．インプラントに対するオッセオインテグレーション獲得の条件は，骨が軟組織との治癒の競争に打ち勝つ条件とも換言できようが，そのための状況を設定することがインプラント外科手術の重要事項であるとも言えよう．それらの臨床的条件については，次頁の「臨床への示唆」と第2部に詳述する．

インプラントの表面と骨の間に目を移せば，生体に対して汚染されていない不活性な材料（インプラント）を非外傷的手術で植立した場合に，インプラントに対して骨細胞の治癒が生じる．通常インプラントに用いられる純チタンは，表面が2,000Åの厚さの酸化膜に覆われており，この酸化膜に対してオッセオインテグレーションが生じていく．

どんなに注意深く骨形成を施そうとも，外科的処置を行うからには，インプラント表面の骨には脈管的な外傷を受けた結果として壊死層（nonviable layer）を生じる．たとえ骨の中の生きた細胞が死んでも，無機的な骨構造（inorganic bone structure）

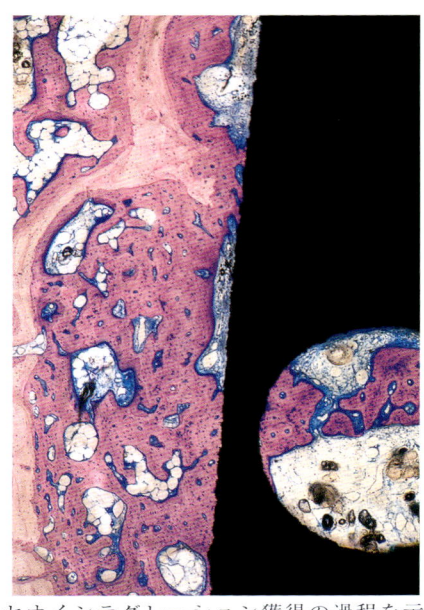

図1-2-11　オッセオインテグレーション獲得の過程を示す組織像．右側の黒い部分がインプラント．赤みのある骨が新生骨である（東京歯科大学・井上孝教授のご厚意による）．

は残遺する．死んだ組織はcreeping substitutionと呼ばれる現象によって新しい皮膚骨に置換されていく．生体は1日あたり40μm/日の速度で死んだ骨組織を除去し，新生類骨（new osteoid）を作っていく．余談だが，この時の骨細胞の足場となりうる壊死骨組織の影響力は骨伝導（能）（osteoconduction），壊死した骨組織が脱灰される時に生じる骨形成能は骨誘導（能）（osteoinduction）と考えられている（「応用編」P.87〜89参照）．

インプラント表面では，骨細胞（osteocytes）によって分泌されたムコ多糖類（mucopolysaccharide, glycosaminoglycans）が酸化膜を覆う．そして，骨芽細胞がムコ多糖類の層に類骨の骨を添加していく．そのうえで適切な条件が整えば（例えば，インプラントが固定されて動揺せず，酸素すなわち血液供給が豊富であるなど），この現象すなわちオッセオインテグレーションの成立過程が数ヵ月間継続する（図1-2-11）．繰り返しになるが，インプラント表面に軟組織（上皮あるいは結合織）が先に到達するならば，一旦軟組織に覆われた部分は原則的にオッセオインテグレーションを生じない．

第1部　インプラント外科の条件—執刀前に学ぶ基本知識—

> **臨床への示唆**　オッセオインテグレーションの概念は，患者，臨床家，研究者の各レベルによって異なる

インプラントのオッセオインテグレーションにおいて，骨とインプラントの結合部付近で上皮が移動を停止する理由はいまだ不明である．しかしながら，オッセオインテグレーションの臨床家レベルでの予知性（Lindquist et al, 1996 ; Lekholm, et al 1999）や条件についてはかなり明確になってきた（Albrektsson, et al 1981）．

Brånemark clinic の外科医Friberg は，オッセオインテグレーションの定義には3つの段階があると述べ，臨床家にとってのオッセオインテグレーションは，動揺なきインプラントにX線透過像がなく，不快症状が存在しない状態と考えられるとしている．また，研究者にとっては，光学および電子顕微鏡下で観察される骨とインプラントの界面において，分子レベルの解析がオッセオインテグレーションの定義にかかわると表現している．患者にとってのオッセオインテグレーションとは，固定性の補綴物で，機能が回復しており，審美的に受け入れられるレベルであるという（Dr. Friberg との personal communication, 2001）（図1-2-12）．このFriberg の患者にとってのオッセオインテグレーションの考え方は，インプラントによって支えられた上部構造が，食物を快適に咀嚼できるような状態とも考えることができる．

Brånemark は（1977），最初，オッセオインテグレーションを軟組織の介在なしに骨とインプラントが直接的に接している状態であると定義した．しかしながら現在，臨床家にとってもっとも広く受け入れられている定義は，臨床的に無症状で強固な固定が人工材料と骨との間になされる過程をオッセオインテグレーションとし，なおかつ，機能的荷重下において維持されている状況を指している（Albrektsson & Zarb, 1993）．臨床家にとっては，この定義がもっとも重要であると著者は考える．

研究者にはオッセオインテグレーション自体をあいまいな用語として見る向きも多い．このことは，著者もスウェーデンでしばしば研究者たちからの意見として耳にしたものである．その考え方は，既述した上皮の接触抑制の観点から，病理学的な治癒を上皮による生体の被覆と捉えるならば，上皮を貫通するインプラントは治癒とはいえないということであり，病理学的にはオッセオインテグレーションは骨による瘢痕化（硬化像）で，非自己との組織反応が常に存在しているインプラントには病理学的な成功はありえないことになる（井上，1999 a）．同様に，人工物を使用する歯科治療では，病理学的な治癒は抜歯ぐらいになってしまう．

Albrektsson はこうした単なる異物反応の病態としてのオッセオインテグレーションの捉え方に，生体材料の種類や表面粗さなどにより，骨の反応が量的な差異を示すことが証明されていること（Johansson, 1991 ; Gottlander, 1994 ; Wennerberg, 1996）で反論できるとした（Albrektsson, 1997）．著者は，日々治療を行う臨床家として，前述の臨床家レベルのオッセオインテグレーションの定義でよしとしているが，患者が予知性を伴った長期的に良好な経過を持続することを最優先に考えたい．そのために，よりよい状態のオッセオインテグレーションを獲得すべく，一定のレベルの科学的な理解を伴うことが大切であると考えている．

そこで，インプラントのオッセオインテグレーションについて前述のZarb & Albrektsson の定義（1995）を踏まえ，オッセオインテグレーション獲得のために重要な条件（Albrektsson, 1981）を正確に理解しておく必要がある．それら6つの要素とは以下の通りである．

①生体親和性（biocompatibility）
②インプラントのデザイン（implant design）
③インプラントの表面性状（implant surface）
④インプラント手術部位の状態（state of host bed）
⑤手術技術（surgical technique）
⑥治癒期間の荷重のコントロール（loading condition）

このうちの前半3つの要素については，われわれ臨床家は信頼できるデータを有したインプラントを選択するしか手段がない．ここで注意しなければならないことは，ブローネマルクシステムのようなデータのそろったインプラントを模倣して，簡単な動物実験によるデータで認可を取り，長期間にわたるコントロールされた臨床データがないにもかかわらず，同様な結果が得られるように宣伝されたインプラントを使用しないことである．臨床家は，インプラントが非自己の人工物を生体に埋入する治癒体系であること，また，肉眼的には同様であっても，インプラントの表面性状には差異が大きいことを知るべきである．

後半の3つの要素は，われわれ臨床家自身の診断や手技が左右するものである．これらの術者によって左右されるインプラント治療のファクターについては第2部第2章で述べていく．

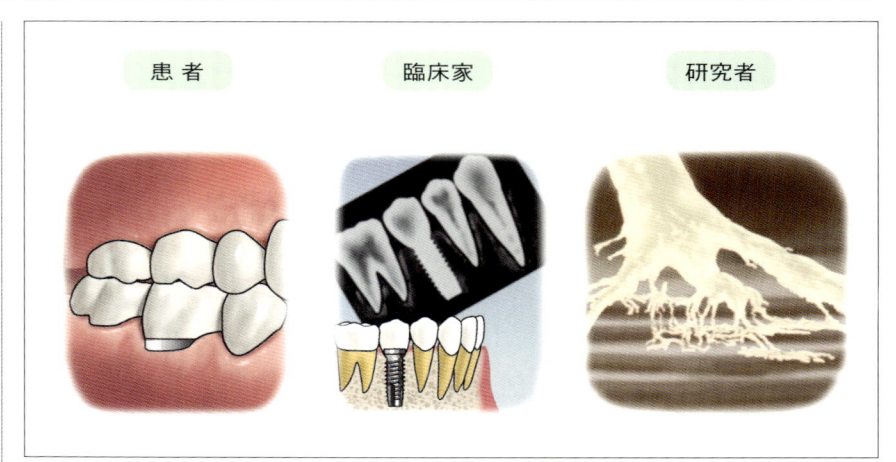

図1-2-12　患者と臨床家と研究者にとってのオッセオインテグレーションの定義は，異なった捉え方になる．

補足 1-2-1　炎症，感染，免疫の概念について

炎症に関する重要な兆候(cardinal signs)は，発赤(redness, erythema)，腫脹(swelling, edema)，熱感(warmth)，疼痛(pain)である(rubor et tumour cum calore et dolore, Celsius，(BC 30–AD 38))．それらに機能障害(loss of function)(functio laesa, Virchow，(1821–1902))を加えて5大兆候とされている．

熱感と発赤は血管拡張(vasodilation)によって，腫脹は体液の漏出により生じる．疼痛と機能障害はヒスタミン(histamine)や，キニン(kinins)，プロスタグランジン(prostagrandins)など白血球由来の組織刺激物質により発現する．これらの組織刺激物質は，浮腫による内圧亢進でも出現する．その後，貪食作用(phagocytic activity)を有する好中球(neutrophils)が遊走し，マクロファージ(macrophages)が傷害部組織を分解して，その分解産物や死滅した雑菌などを貪食する．そこに感染が存在すれば，マクロファージはヘルパーT細胞にシグナルを送り，免疫系(immune system)の指揮をとり，生体の防衛機構を発令する役割を果たす．その後，炎症部位の充血と毛細血管の拡張が起こり，血管の透過性が亢進して，多量の好中球，マクロファージに続き，免疫の主力となるB-リンパ球(B-lymphocytes)(後に形質細胞(plasma cell)に分化(differentiation))が送り込まれ，侵入した異物を特異的に攻撃する抗体を産生して病原体と戦うことになる(図1-2-13)．感染が長引くと，その戦いの場が深部に移っていき，ヘルパーT細胞やマクロファージから放出されたリンフォカイン(lymphokine)や，プロスタグランジンにより破骨細胞が出現し，インプラント周囲ならばその支持骨組織の破壊吸収を起こし，やがてインプラントの脱落へと導かれる(井上，1999 b)．膿(pus)は好中球などの死骸である．

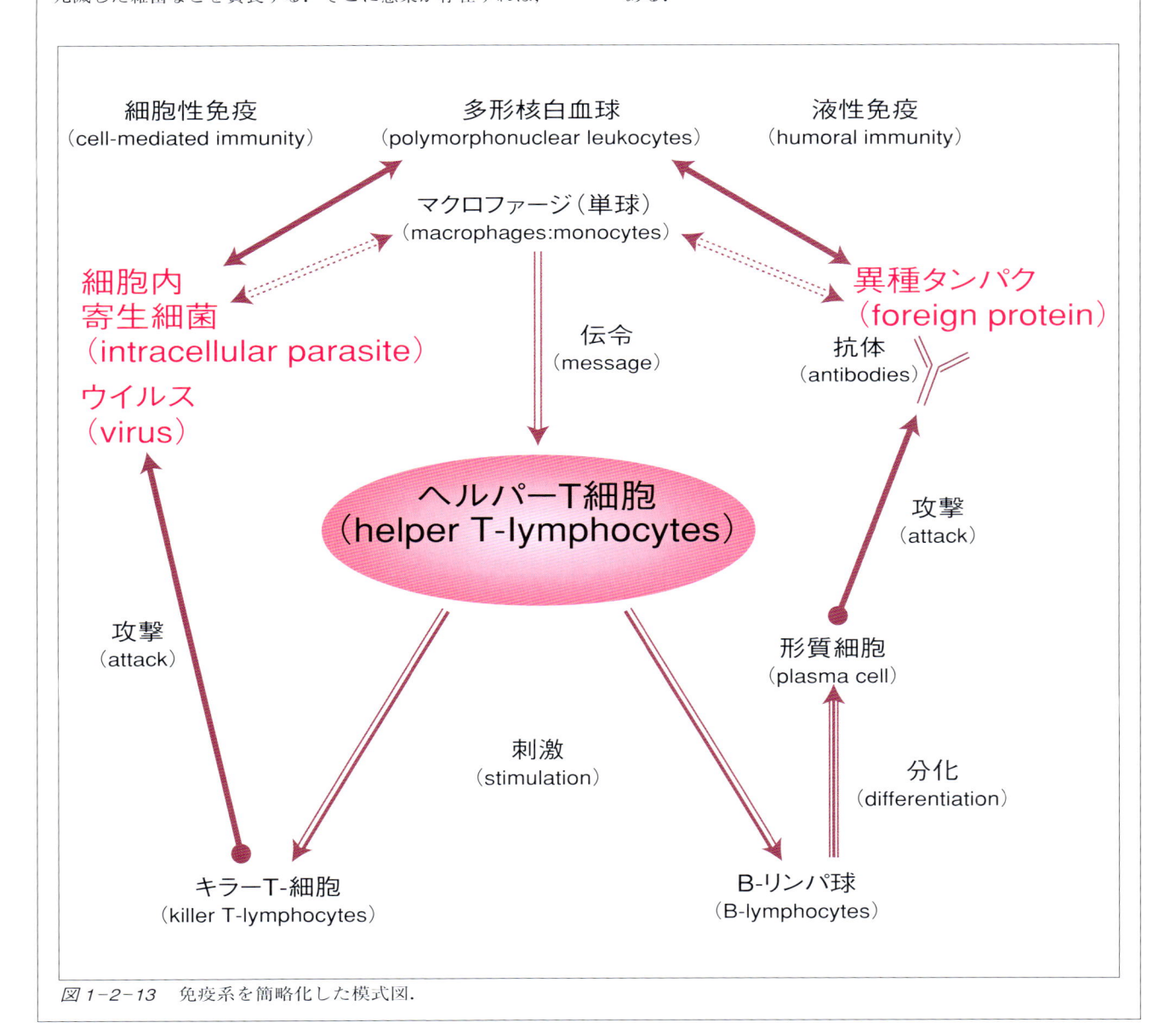

図1-2-13　免疫系を簡略化した模式図．

第2部
オッセオインテグレーションの条件
―臨床ファクターの分析とそのエビデンス―

　第1部の最後で，オッセオインテグレーション獲得に必要な条件について述べたが，第2部では，これらの条件のうち，インプラント外科手術の総論として，「宿主に関する臨床ファクター」「術者サイドに関する臨床ファクター」「インプラントの治癒期間の荷重に関する臨床ファクター」の3つの因子について重要なエビデンスを詳述しながら考察する．

　この3つの因子は，オッセオインテグレーションのソフトウェアに相当するが，Albrektssonらが報告してから約20年が経過し，考え方の基本は変化していないものの，臨床データが蓄積されるにつれて新しい知見が加えられてきた．そのため，著者自身もインプラント治療に携わる臨床家として，インプラント外科手術の基本を押さえたうえで，日々知識を更新していく必要を感じている．しかし，この新しいエビデンスは，バイオロジーのフィルターを通したうえで更新されることがもっとも重要であるということを認識しておかなけばならない．

　そこで，知識のアップデートを行うための確固たる判断基準(criteria)を築きあげるために大切な事がらを詳細に解説する．

第 1 章

宿主に関する臨床ファクター

インプラントのオッセオインテグレーションには局所的および全身的なさまざまな要素が影響すると考えられる(Esposito et al, 1998 a, b；Esposito, 1999；Sennerby & Roos, 1998)．本章では宿主に関する因子についてのエビデンスを検証する．

インプラントの成功を，オッセオインテグレーションの獲得および維持と考える時，それに影響する因子は単独とは限らない．例えば，宿主の骨の状態が不完全なのに，軟組織が完全に治癒する前にインプラントの手術を行い，しかも手技が未熟で形成時に「ブレ」が生じ，縫合が不適切で創の閉鎖が不完全であった……というような，多数の因子が重なることが実際の臨床では頻繁にありうる．本章で展開する検証は，便宜上それらをさまざまなファクターに分解して論じざるを得ないが，多くの因子が重複する可能性を踏まえて読み進めていただきたい．特に宿主サイドの因子は，単独のケースよりはむしろ重複していることが多い．重篤な有病者は複数の持病を抱えていることも多く，骨が軟らかく，治癒が不良で感染しやすいことは論を待たないであろう．

1. 全身状態
➡ インプラント治療に特有の禁忌症はない

多くの臨床追跡報告では，ほとんどの全身状態(general body condition)においてインプラント治療は成功裡に行うことが可能であると思わせる報告がなされている．しかしながら，特定の全身疾患や先天性異常，投与薬剤と口腔インプラント治療結果の関連性を分析した長期的な前向き研究は存在しない(Esposito et al, 1998 b；Sennerby & Roos, 1998)．Adell(1992)は，インプラント治療の結果に影響を及ぼしうる全身状態として，表2-1-1 のような全身状態をリストアップしている．Weyant(1994)は，インプラントの失敗が病歴や投薬歴，ASA(American Society of Anesthesiologists：米国麻酔科医協会)スコア(表2-1-2)と関連性があることを報告している．

しかしながらSmithら(1992)は，全身疾患とインプラント治療の失敗の間に統計学的な関連性は認められなかったと述べている．Adell(1992)が影響を及ぼしうる因子としてリストアップしている骨粗鬆症も，インプラント治療に大きな影響を与える因子ではないとの報告もある(Dao et al, 1993：Evidence 2-1-1)．ラットにおける糖尿病についての実験的なデータでは，糖尿病のラットは骨-インプラント接触率(bone-implant contact ratio)が健康なラットに比較して低かったという報告がある(Nevins et al, 1998)が，インプラントが必要とする骨-インプラント接触率に関する科学的データは存在せず，仮説的に接触率は高い方がよいであろうと推論しているにすぎない．

臨床家は，インプラント手術のリスクがオッセオインテグレーションの獲得に関するリスクだけではないことを忘れてはならない．すなわち，外科手術自体の持つリスクを合わせて考慮し，患者の健康状態や投与薬剤などの影響を調べる意味で，臨床検査を可及的に行うべきである(補足 2-1-1, 2)．

第1章 宿主に関する臨床ファクター

表2-1-1 インプラント治療の結果に影響を及ぼしうる全身状態

骨代謝疾患(bone metabolic disease) 骨粗鬆症(osteoporosis), 骨軟化症(osteomalacia), 上皮小体亢進症(hyperparathyroidism), ページェット病(Paget's disease), 他
リウマチ性疾患(rheumatic disease) リウマチ性関節炎(rheumatoid arthritis), シェーグレン症候群(Sjögren's syndrome), 全身性エリテマトーデス(systemic lupus erythematodes), 他
ホルモン異常(hormonal disorders) 糖尿病(diabetes), クッシング症候群(Cushing's syndrome), 他

表2-1-2 ASAスコア. ASA(American Society of Anesthesiologists:米国麻酔科医学会)による患者の健康状態の分類

ASA I	通常の健常者
ASA II	軽度の全身性疾患あるいは顕著な健康に対するリスクファクター*を有する患者
ASA III	治癒が望める重度の全身性疾患を有する患者
ASA IV	生命を脅かす重度の全身性疾患を有する患者
ASA V	手術なしには生存が望めない瀕死の患者
ASA VI	生体移植のドナーとして臓器移植のために摘出されうる状態を有する脳死の患者

*健康に対するリスクファクターとは, 喫煙, 過度のアルコール摂取, 肥満を指す.

Evidence 2-1-1

骨粗鬆症はオッセオインテグレーテッド・インプラントのリスクファクターか?
Is osteoporosis a risk factor for osseointegration of dental implants?. Dao TT, Anderson JD, Zarb GA. *Int J Oral Maxillofac Implants*. 1993;8(2):137-144.

概要:オッセオインテグレーション獲得のリスクファクターの一つに宿主側の要素がある. 骨粗鬆症は臨床家の間でその一つと考えられてきた. 骨粗鬆症に関する文献レビューとトロント大学のインプラント患者のデータを調査して, 本当に骨粗鬆症が従来考えられてきたように, オッセオインテグレーテッド・インプラントのリスクファクターかどうかを考察した.

(1)文献レビューにあたり考慮した事項
①骨粗鬆症は, 他の部位の骨格と同様に, 上下顎骨にも影響するのか?
②代謝機能が減少した骨粗鬆症様の顎骨内では, インプラント周囲骨の創傷治癒機能が低下するのか?
③骨粗鬆症患者の骨代謝機能

結果:骨粗鬆症の部位間の関連性は薄い. 骨粗鬆症の骨は創傷治癒には問題ない. 代謝機能でさえ33%の患者は通常の代謝サイクル機能を有している.

(2)トロント大学のインプラント患者の調査
研究デザイン:93名の女性患者(48名が50歳以上, 45名が50歳未満)と36名の男性患者(18名が50歳以上, 18名が50歳以下)を対象(患者の年齢は20〜76歳, 66名が無歯顎, 63名が局部欠損)とした後ろ向き研究.

パラメータ:骨粗鬆症と相関性がある要素(年齢, 性別)によるインプラントの成功率(オッセオインテグレーションを獲得する率)

結果:年齢, 性別とオッセオインテグレーション獲得には相関性がなかった.

臨床への示唆
文献レビューとトロント大学での後ろ向き研究では, オッセオインテグレーテッド・インプラントに対して, 骨粗鬆症は理論的および臨床的リスクファクターを示さなかった. インプラント治療においては, 外科術野の局所的な状態によって治療計画を立案することがより重要であることが示唆されたといえるかもしれない.

臨床への示唆 理由はいまだに不明だが, インプラントの失敗は特定の患者に生じやすい

現在のところ, 全身状態とインプラントのオッセオインテグレーション獲得および維持についてのデータはまったくの不足状態である.

これらの因子に対しては詳細な研究報告が待たれるが, われわれは経験的に, インプラントが一定割合でオッセオインテグレーションの失敗をきたすというよりは, 特定の患者に集中して失敗が起こることを知っている. このことに関しては, 1本のインプラントが脱落した患者は, 残りのインプラントの失敗率が通常の2倍であったという報告がある(Albrektsson & Zarb, 1998). 同様に, 1本のインプラントの失敗を経験した患者が2本目の失敗を経験する確立は30%に上るという報告もある(Prof. van Steenbergheとのpersonal communication, 1998). こうした報告は, オッセオインテグレーションの獲得や維持には何らかの患者個体差が絡むと考えた方が理解しやすい.

現段階ではインプラントに対する全身的な影響を確定することができないため, われわれは何らかの示唆が得られる研究報告を待たねばならない. そして, それらの研究から生み出された検査法が臨床的に可能であれば, インプラント治療にとっては福音となるであろう.

補足 2-1-1　臨床検査インプラントセット（東京歯科大学千葉病院臨床検査室）

現在，医科では医療面接（問診）や直接的な診査以外に臨床検査が診断に欠かせなくなっている．この臨床検査は，歯科ではまだ一般的ではないが，全身の健康状態による外科手術のリスクを調べるためには必要である．しかし，検査項目は現在複雑になっているため，検査センターや病院に依頼するのに最低限何の項目を検査すべきか，戸惑う臨

1. 生化学検査（血液生化学検査）

血液を遠心分離機にかけ，血球などの有形成分と血清あるいは血漿などの液体成分とに分離し，液体成分の血清中の成分を分析するのが生化学検査である．
- 総タンパク
- AST（GOT），ALT（GPT）
- LDH（乳酸脱水素酵素）
- アルブミン，アルブミン／グロブリン比（A/G比）
- 尿素チッ素
- クレアチニン
- 血糖

総タンパク
total protein : TP

高くても低くても臓器に障害を与える

基準値	
6.5〜8.0 g/dl	高値：肝硬変，慢性肝炎，悪性腫瘍，多発性骨髄腫，免疫不全疾患 低値：ネフローゼ症候群，急性腎炎，肝硬変，急性肝炎

AST（GOT），ALT（GPT）
asparate 2-oxogluate aminotransferase : AST
alanine 2-oxogluate aminotransferase : ALT

アミノ酸を作る酵素で，肝臓の異常に敏感に反応する

基準値	
共に 35 IU/l 以下	軽度の上昇：脂肪肝，肝硬変，肝癌，慢性肝炎非活動型 中等度の上昇：心筋梗塞，慢性肝炎活動型，胆石症，アルコール性肝炎 高度の上昇：急性肝炎，劇症肝炎（症状が末期的になるとむしろ減少）

LDH（乳酸脱水素酵素）
lactate dehydrogenase : LDH

身体の中で糖がエネルギーに変わる時に働く

基準値	
210〜420 IU/l	異常値：心筋梗塞，心不全，肺梗塞，悪性貧血，白血病，筋ジストロフィー，急性肝炎，肝癌，胃癌，大腸癌，膵癌

注意：LDHの値だけでは異常のある臓器の特定などはできず，LDHアイソザイム（isozyme：分子構造の異なる酵素群）により臓器が推定できるとされる．LDHは量的検査，LDHアイソザイムは質的検査といえる．

アルブミン，アルブミン／グロブリン比（A/G比）
albumin : Alb, albumin-globulin ratio

血清中のタンパクを構成し，病気の時には低下する

基準値	
アルブミン（4.0 g/dl 以上），A/G比（1.0〜2.0）	低値：肝障害，ネフローゼ，タンパク漏出性胃腸症，多発性骨髄腫，悪性腫瘍，栄養不良

尿素チッ素
blood urea nitrogen : BUN, UN

腎障害で高値を示す

基準値	
8〜21 mg/dl	高値：腎不全，閉塞性尿路疾患，脱水，高タンパク食摂取，糖尿病 低値：肝不全，低タンパク食摂取

クレアチニン
creatinine : Cr, SCr

体内で使われたタンパクの老廃物で，値が高いほど腎障害が大きい

基準値	
男性（0.7〜1.1 mg/dl） 女性（0.5〜0.8 mg/dl）	高値：急性腎炎，慢性腎炎，腎不全，心不全，尿路閉塞，尿毒症，腎盂腎炎 低値：尿崩症，筋ジストロフィー

血糖
blood sugar, glucose : BS

糖尿病の診断に不可欠な検査である

基準値	
空腹時血糖（70〜109 mg/dl） 食後血糖（140 mg/dl）	高値：糖尿病，クッシング症候群，甲状腺機能亢進症，膵炎，肝炎 低値：インスリノーマ（膵島腺腫），肝硬変，糖原病，ガラクトース血症

注意：空腹時血糖とは食後9時間以上経過した血糖値

第1章　宿主に関する臨床ファクター

―インプラント手術を行うための臨床検査について―

床家は多いだろう．
　そこで，ここではインプラント用の検査項目リストを紹介し，それぞれの項目について簡単な解説を行う．本検査項目リストは，東京歯科大学千葉病院臨床検査室で使用しているものであり，本教室ではこれらの項目をセットにして利用者の利便を図っている．

2. 血液一般検査

①末梢血検査（血算）
血球成分の形や量を調べる検査である．
- 血小板数
- 赤血球数
- 白血球数
- ヘモグロビン，ヘマトクリット
- 血液像（白血球分画）

血小板数
blood platelet : PLAT, PL

血小板数から止血機能を調べる

基準値	
14万～35.9万/dl	高値：慢性白血病，多血症 低値：血小板減少性紫斑病，白血病，再生不良性貧血，肝硬変

赤血球数
red blood cell : RBC

低値なら貧血と判定される

基準値	
男性（400万～539万/μl） 女性（360万～489万/μl）	高値：多血症 低値：貧血

白血球数
white blood cell : WBC

白血球数で感染症や白血病，骨髄機能を調べる

基準値	
喫煙者（3,300～8,999/μl）， 非喫煙者（3,300～8,599/dl）	高値：白血病，細菌感染症，敗血症，腎不全，肝不全，膠原病 低値：再生不良性貧血，脾機能亢進症，悪性貧血，薬剤障害

ヘモグロビン，ヘマトクリット
hemoglobin : Hb, hematocrit : Ht

Hbは赤血球に含まれている色素，Htは血液中の赤血球の割合

基準値	
Hb：男性（13.0～16.6 g/dl），女性（11.4～14.5 g/dl） Ht：男性（37.9～49.1%），女性（33.7～43.4%）	高値：多血症 低値：貧血

血液像（白血球分画）
differential white blood count

病気により増減する分画が違う

基準値
好中球：男性（35.8～70.8%），女性（40～72.8%）
好酸球：男性（0.6～9.6%），女性（0.7～8.5%）
好塩基球：男性（0.3～2%），女性（0.3～2.3%）
単球：男性（4.2～10.3%），女性（3.8～9.6%）
リンパ球：男性（18.9～47.5%），女性（19.1～17.4%）

②赤沈（血沈）検査
血球の沈降速度を調べる検査である．
- 赤沈（血沈）

赤沈（血沈）
blood sedimentation rate

血液の沈降速度を調べる

基準値	
男性（1～10 mm（1時間後）） 女性（2～15 mm（1時間後））	20 mm以下ではあまり問題にならない．さまざまな病気で異常を示すので，これだけで診断はできないが，ふるい分け（スクリーニング：screening）検査になる． 高値：骨髄腫，感染症，肝臓病，貧血，膠原病，癌，心筋梗塞，閉塞性黄疸，腎不全，結核

③血液凝固検査

止血の働きを調べる検査である．
- 出血時間
- プロトロンビン時間
- 活性化部分トロンボプラスチン時間（血友病検査）

出血時間
bleeding time

時間の長さで血小板の異常を診断する

| 基準値 1～3分 | 高値：特発性血小板減少性紫斑病，血小板無力症，尿毒症，壊血病 |

プロトロンビン時間
prothrombin time：PT

出血してから肝臓でプロトロンビンが作られるまでの時間を計る

| 基準値 10～12秒（時間），80～100％（健康な人と比べた働き） | 高値：肝障害，胆道疾患，ビタミンK欠乏症 |

活性化部分トロンボプラスチン時間（血友病検査）
activated partical thromboplastin time：APTT

血液の凝固時間で血友病を検査する

| 基準値 20～40秒 | 高値：血友病 |

3．免疫・血清学的検査（感染症検査）

血清の中に抗体ができているかどうか，できているのならどれくらいかを調べる，免疫異常や，特定の感染症がないかを調べる検査である．
- HBs抗原・抗体
- HCV抗体
- 梅毒検査
- CRP（C反応性タンパク）

HBs抗原・抗体
hepatitis B surface antigen and antibody

B型肝炎ウィルスの感染を調べる

| 基準値 陰性（−） | 陽性（＋）：B型肝炎（急性および慢性），肝硬変，肝癌 |

注意：HBs抗体だけの陽性は感染リスクがない

HCV抗体
hepatitis type C virus antibody

C型肝炎の感染を診断する

| 基準値 陰性（−） | 陽性（＋）：C型肝炎（急性・慢性），肝硬変，肝癌 |

梅毒検査
syphilis test

STSはリン脂質，TPは抗体を測定する

2つに分けて，STSとTPと呼ばれるテストがある．東京歯科大学では，TPのTPHAテスト，RPRテストを行っている．

CRP（C反応性タンパク）
C-reactive protein：CRP

炎症や感染，組織の損傷を調べる

| 基準値 定性法：陰性（−） 定量法：0.3 mg/dl 以下 | 体内に炎症や感染，組織の損傷がある時に血液中に増えるタンパクの一種で，肺炎球菌の一成分であるC分画と反応することから名付けられた．高値：膠原病（慢性関節リウマチ，リウマチ熱），細菌感染症，ウィルス感染症，心筋梗塞，悪性腫瘍，胆石症など |

4. 尿一般検査

尿の成分や性質，量などから体内の異常を探る検査である．
- 尿糖
- 尿タンパク
- ケトン体
- 尿潜血
- 尿沈渣

尿糖
urine glucose

糖尿病の第一検査である

基準値
定性検査：陰性（−）
定量検査：1g以下／1日

血糖値が一定限度を超えると，尿に漏れが出てくる．
高値（検出）：糖尿病，腎性糖尿

尿タンパク
urine protein

血小板数から止血機能を調べる

基準値
定性検査：陰性（−）
定量検査：100 mg以下／1日

血液中に含まれるタンパクの一部が腎の糸球体でろ過され，尿に出てくるが，尿細管で吸収されるゆえに，ごくわずかであるべきタンパク量で腎臓や尿路の異常を診断する．
高値：腎炎，ネフローゼ症候群，腎硬化症，尿路感染症，尿路系の異常など

ケトン体
ketone body

糖質利用阻害で，脂肪代謝が促進なら検出される

基準値
陰性（−）

高値（検出）：重症糖尿病，飢餓，嘔吐，下痢，高熱

尿潜血
urine occult blood

尿路の異常を判断する

基準値
陰性（−）

高値（検出）：腎臓・尿路系の炎症，腫瘍，外傷

尿沈渣
sediment in urine

尿の沈殿物を顕微鏡で見る診断法である

基準値（一視野に）
赤血球：1個以内
白血球：3個以内
上皮細胞：少数
血漿成分：少量
円柱細胞：陰性（−）

異常値：尿路結石，尿路腫瘍，尿路感染症，糸球体腎炎

5. 骨機能検査

骨粗鬆症に対する検査で，以下の検査が東京歯科大学のインプラントセットに含まれる．項目だけを列挙する．

骨代謝マーカー
bone metabolism markers

① カルシウム（calcium）
② 骨型ALP（alkaline phosphatase）（アイソザイム）
③ 無機リン（inorganic phosphorus）
④ オステオカルシン（骨グラタンパク：osteocalcin）
⑤ PTH（副甲状腺ホルモン：parathyroid hormone）

骨吸収マーカー
bone absorption markers

① NTX（部分尿）
② デオキシピリジノリン（部分尿）

補足2-1-2　術前，術後の服用の中止，再開が推奨される投薬のまとめ

インプラントはその対象が歯牙欠損部の補綴処置という処置上，患者は年配者が多いので，有病者，すなわち何らかの投薬を受けている者が多い．インプラント手術だけではないが，外科手術に際しては，投薬を一時的に中止すべき薬剤があるため，臨床家は注意しなければならない．ここに薬剤の投与に関して，外科手術時に推奨される対応をまとめたものを示す(Cygan R & Watzkin H, 1987 より引用改変)．ただし，病態は，各患者によってさまざまで，ここに示したものはあくまで基準であり，主治医に相談することを基本とすべきである．

投薬(medication)	推奨(recommendations)	コメント(comments)
内分泌疾患用薬(endocrinologic) 糖尿病治療薬(diabetes mellitus medications)	ケースによって違いが大きいことから，基本的には主治医に相談すること．	
インスリン(insulin)	主治医に相談する．	
経口糖尿病薬(oral hypoglycemics)	手術の3～1日前に服用を中止する．	クロルプロパミドは長時間作用性あり．
副腎皮質ステロイド剤(corticosteroids)	手術中の投与．	副腎機能不全のリスクあり．
甲状腺ホルモン剤(thyroid medications)		
甲状腺製剤(hypothyroidism)／甲状腺機能低下症用薬剤	緊急手術を遅らせる必要はない．L-サイロキシンは長時間作用性あり．	
抗甲状腺製剤(hyperthyroidism)	抗甲状腺薬，ヨウ素，β-遮断薬を準備する．	
卵胞ホルモン，黄体ホルモン(estrogens, progestins)		大規模な顎骨再建手術時などのみ注意．
経口避妊薬(oral contraceptives)	手術3週間前に中止する．深部の静脈血栓症の予防に配慮する．	
補充薬剤(ホルモン剤：replacement)	服用を続けてよい．	
強心剤(cardiac)		
強心配糖体(cardiac glycosides)	充血性心不全の予防として使用を制限する．毒性がなければ服用を続ける．	
抗不整脈薬(antiarrhythmic agents)	心室性心悸亢進や心室性早期収縮の既往がある場合，予防的にリドカインを服用．上室性頻拍性不整脈にはジゴキシンの服用を続ける．禁忌症でなければβ-遮断薬の服用を続ける．	
硝酸塩(nitrates)	服用を続けてよい．	
カルシウム拮抗剤(calcium channel blocking agents)	冠状動脈狭窄症，重度の冠状動脈疾患，冠状動脈バイパス術には服用を続ける．	冠状動脈狭窄症の再発のリスクあり．麻酔合併症の可能性あり．

第1章　宿主に関する臨床ファクター

投薬(medication)	推奨(recommendations)	コメント(comments)
高血圧用薬剤(antihypertensives)	本態性高血圧症以外の原因を調べる（褐色細胞腫など）.	高血圧症だけでは，手術に対して，大きなリスクファクターにはならない.
利尿薬（diuretics）	服用を続けてよい.	服用の中止による症状悪化のリスクあり.
クロニジン（clonidine）	服用を続けてよい.	服用の中止による症状悪化のリスクあり.
メチルドーパ（methyldopa）	服用を続けてよい.	長期間，薬理効果が残る.
レセルピン（reserpine）	服用を続けてよい.	長期間，薬理効果が残る.
プラゾシン（prazosin）	服用を続けてよい.	
ヒドララジン（hydralazine）	服用を続けてよい.	非経口薬の量に注意する.
カプトプリル（captopril）	服用を続けてよい.	カリウムのモニタリングが大切である.
向精神薬（psychotropics)		
抗うつ薬（antidepressants）	手術の数日から1週間前から中止する.	長期薬理効果残遺，薬剤の相互作用，手術のリスク.
トランキライザー（tranquilizers）	手術の数日前から漸減し中止する.	まれに手術のリスクあり．漸減は禁断症状の予防のためである.
リチウム（lithium）	手術の数日前から漸減し中止する.	手術中にリスクがある可能性がある.
抗血液凝固薬剤（anticoagulants）	患者のリスクと手術の術式により異なる.	主治医に相談のこと.
アスピリン（aspirin）	少なくとも手術の7日前に中止する.	出血傾向と代謝障害の可能性あり.
非ステロイド系抗炎症剤(nonsteroidal anti-inflammatory drugs)	手術の3日前に中止する.	出血時間のチェックの必要あり.
肺疾患用薬剤（pulmonary medications）	手術直前まで服用を続け，手術後に再開する.	
抗痙攣薬（antiepileptic medications）	全身性強直の発作があるならば服用する.	フェノバルビタール，フェニトインは比較的長時間作用性である．プリミドン，メフォバルビタール，メフェニトインは短時間作用性のためカバーが必要．筋肉内のフェニトインを排除する.

2. 骨量と骨質

> 骨質の判断は外科医の経験に左右され，主観的要素が強い

1) 骨量

ここでいう骨量とは，インプラント植立に利用可能な骨量を指す．歯牙喪失後，経時的に歯槽骨は吸収をきたし，時に萎縮は基底骨にまで及ぶ（Atwood, 1971；Sennerby, 1988；Ulm et al, 1992）．これはインプラント植立を可能ならしめる骨量（bone volume）が抜歯後の時間と共に減り続けるという意味でもある．インプラント植立の観点からいえば，上顎洞や下歯槽神経などの解剖学的制約も，インプラント埋入が可能な骨量に影響する要素である．形態学（morphology）的には，下顎は，上顎よりも骨量が多いうえに，海綿骨に対して皮質骨の割合が多いという側面もある（Friberg et al, 1995）．また，前歯部は臼歯部に比べて骨量および骨組織が多い（Friberg et al, 1995；Lindh et al, 1997）．

2) 骨質

骨質に関しては，いまだにその定義さえ見当たらない．一般的にわれわれは，骨密度のつもりで「骨質」と言っている場合が多い．臨床的には，骨質はインプラントを植立する外科医が感じる極めて主観的な「手ごたえ」といえよう（Lekholm & Zarb, 1985）．Sugaya は（1990），死体の下顎骨を用いて骨の形成時の切削抵抗（cutting resistance）と骨塩量に相関性を認めた．Friberg らは（1995），Johansson と Strid が（1994）提案した，コンピューターによる切削抵抗の計測方法を用いて，各インプラントの埋入時の切削抵抗と，マイクロラジオグラフ（microradiograph）（顕微 X 線，ヒストラジオグラフ）を利用して調べた骨密度とを比較した．材料にはブタの肋骨が用いられた．この実験では良好な相関性が認められたことから，骨密度を骨質と定義可能ならば，切削抵抗値によって骨質は判断できるといえる．現在，この一連の研究を受け Nobel Biocare 社製の形成エンジンは植立時の各インプラントの切削抵抗値を計測，記録できるようになっている．

3) Lekholm & Zarb の骨量と骨質の評価

インプラント埋入に関する骨量と骨質に関する指標としては，Lekholm & Zarb によるもの（1985）が一般的である（図2-1-1）．これは X 線診査と臨床

図2-1-1-a　抜歯後の残遺顎骨形態と骨吸収の程度による骨量の分類．破線は歯槽骨と顎骨とのおおよその境界を示す．Type-A：大部分の歯槽骨が残存している，Type-B：残遺歯槽骨に中等度の吸収が認められる，Type-C：残遺歯槽骨のみが残存している，Type-D：顎骨に吸収が認められる，Type-E：顎骨に著しい吸収が認められる（Lekholm & Zarb, 1985 より引用改変）．

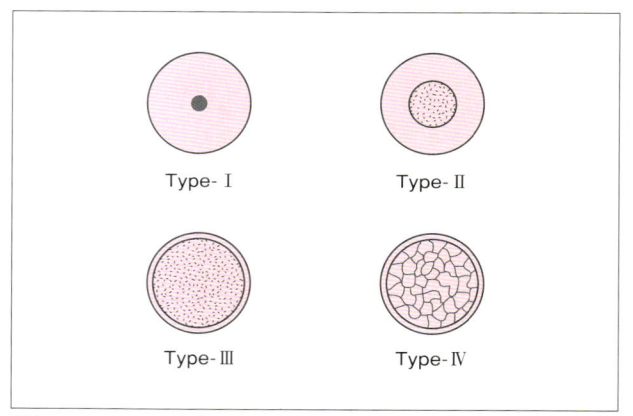

図2-1-1-b　骨質による分類．Type-I：顎骨の大部分が皮質骨により占められている．Type-II：中心の密度の高い海綿骨を厚い皮質骨が包囲している．Type-III：十分な強度を備えた，密度の高い海綿骨を薄い皮質骨が包囲している．Type-IV：密度の低い海綿骨を薄い皮質骨が包囲している（Lekholm & Zarb, 1985 より引用改変）．

第1章 宿主に関する臨床ファクター

的評価でなされるものである．しかしながら，その評価は各インプラント埋入部位ではなく，顎全体を一つの評価（一つの骨質として評価）とすることが困難であるうえに，個人的な見解と主観的な意見に左右されてしまう．

Friberg(1999)は，骨質に関する明確な定義が欠如しているものの，現実的には骨質とは骨硬度や骨の粗糙度，骨量の連続性，皮質骨の厚さのことを指し，その判断は外科医の経験に左右されると述べている（補足2-1-3，4）．

臨床への示唆　骨量は骨質よりもインプラントの適応を左右する

骨量は骨質以上に深刻な壁をわれわれ臨床家にもたらす．インプラント治療がまったく不可能なほど骨量が不足しているのならば，骨造成なしにはインプラント治療は困難になる．逆に骨量が十分にあれば，骨質の悪い症例に対しても頬舌側の皮質骨を利用したり，コニカル型のインプラント（ブローネマルクシステムならばMk IVフィクスチャー）を用いたりすることで，十分な初期固定を得ることが可能になった．

現在は幸運にして，断層撮影などにより骨量は術前に十分に診断することが可能である．そのため，われわれ臨床家は外科手術のプリンシプルに従い，術前診査を慎重に行うことで術中の戸惑いを減らしておくことが最重要であろう．

臨床への示唆　歯槽堤の骨吸収は，上下顎の相対的位置関係をも変えてしまう

歯牙喪失後の歯槽堤の骨吸収パターンは，以前から複数報告されてきた（Atwood, 1963；Atwood, 1971；Cawood & Howell, 1988；Mercier, 1995）．中でもAtwoodの残存歯槽堤の分類(1963)が広く知られている（図2-1-2）．

インプラント治療においては，骨量はCTやパノラマX線写真で容易に診断可能であるが，見落としがちなものに顎間関係の変化がある．顎間関係は図2-1-3に示すように，一般的に上顎は内方に移動するように骨が吸収し，下顎は垂直的に吸収するので，相対的に下顎の歯槽堤のアーチが大きくなる傾向がある．このことはインプラントの埋入方向と密接に関係するので注意が必要である．

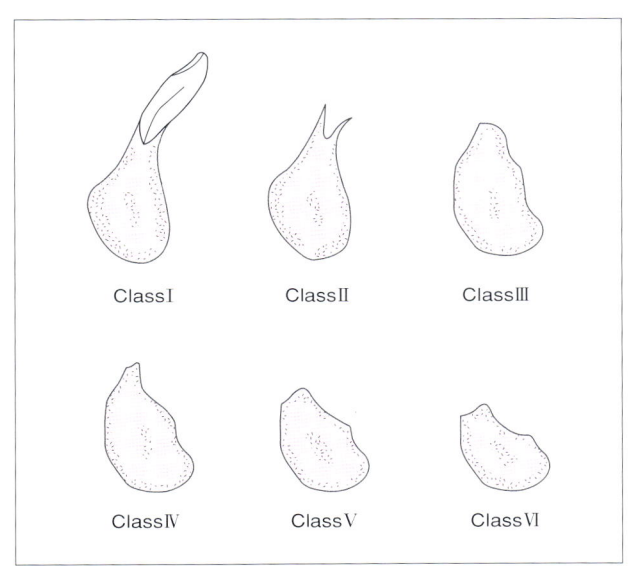

図2-1-2　Atwoodの残存歯槽堤の分類．Class I：抜歯前．Class II：抜歯直後．Class III：ラウンド型．Class IV：ナイフエッジ型．Class V：ローラウンド型．Class VI：くぼみ型(Atwood, 1963より引用改変)．

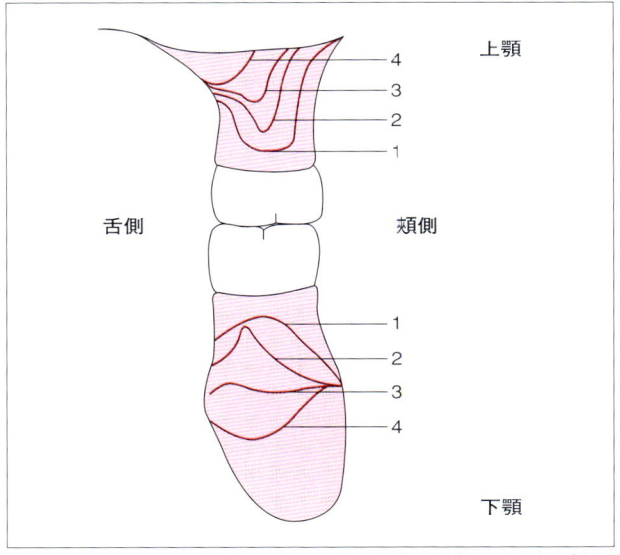

図2-1-3　4つの段階に分けた上下顎の吸収．上顎は頬側がより吸収し，歯列弓が小さくなっていく．結果的に反対咬合のような顎間関係を成立させていく(Mercier, 1995より引用改変)．

補足2-1-3　骨量や骨質（骨密度）は本当にオッセオインテグレーションに重要か？

骨密度はインプラントが長期にわたって機能するための重要な要素としてあげられてきた（Brånemark et al, 1969; Adell et al, 1985; Brunski, 1988）．しかし，これはオッセオインテグレーション獲得のための初期固定と初期におけるインプラントの微小な動揺を防ぐという意味においてである．また，接する骨の生体力学的特徴もインプラントの固定性に関係していると考えられる（Sennerby, 1991）．

Sennerbyら（1992）は，密な皮質骨は疎な海綿骨よりもオッセオインテグレーションを得るのに有利だとする報告を行った（**Evidence 2-1-2**）．同様にBrånemarkら（1977）は，「インプラントを通じて伝達される咬合力には上下顎ともに歯槽部よりも基底骨の方が支持する能力があり，リモデリングに関してもより適切に行われる」と結論づけている．また，骨はその量ではなく，骨の生物学的および生体工学的な能力によって長期的予後が左右される（Brånemark et al, 1977）という報告もなされている．

BassとTriplett（1991）は，ブローネマルクインプラントを用いた303人の患者における1,097本のインプラントに関する7年間（平均3年間）のフォローアップで，Brånemarkらの結論に沿った結果を報告している．彼らの臨床成績では，骨質の方が骨量よりもインプラントの予後に関して影響を与えたということである．骨質別に予後を追った研究で，Type-IVの骨では，102本のインプラントのうち，65％しか成功しなかったが，他の3つのTypeでは952本のうち，97％が成功したという報告がある（Jaffin & Berman, 1991）．

一方，疎な骨質（Type-IV）や少ない骨量（Type-D, E）は同程度にインプラントの失敗に影響したという報告もある

Evidence 2-1-2

ウサギの皮質骨と海綿骨内に埋入されたチタン製インプラントに関する，形態学的および生体力学的比較研究
A morphometric and biomechanic comparison of titanium implants inserted in rabbit cortical and cancellous bone. Sennerby L, Thomsen P, Ericsson L. *Int J Oral Maxillofac Implants*. 1992;7(1):62-71.

概要：オッセオインテグレーションの骨質による差異を調べるために，ニュージーランド産白ウサギの膝関節（海面骨と軟骨）と脛骨（皮質骨と海綿骨）に純チタン製インプラント（直径3.75 mm，長さ4 mm）を埋入して，6週後，3ヵ月後，6ヵ月後におけるオッセオインテグレーションの状態に関する比較を行った．

パラメータ：光学顕微鏡下における形態学的検査，インプラント表面の骨接触率，骨領域計測，インプラントの除去トルク（removal torque）

結果：骨－インプラント接触率（bone-implant contact ratio）は，すべての時点で，脛骨の方が膝関節よりも有意に高かった．各時点におけるインプラントの除去トルクは，脛骨が有意に3週後では高かったが，その後，差が縮小して，3，6ヵ月後には有意差がなかった（図2-1-4）．

臨床への示唆
本研究によれば，骨質が悪い（軟らかい）時には，インプラント埋入手術後の治癒期間を延長することで，骨質が良い（硬い）ケースと同様なオッセオインテグレーションの状態になることが示唆された．すなわち，骨質の問題は，最小限の初期固定が得られれば，治癒期間をやや長期に設定することで解決できる可能性を示すものである．

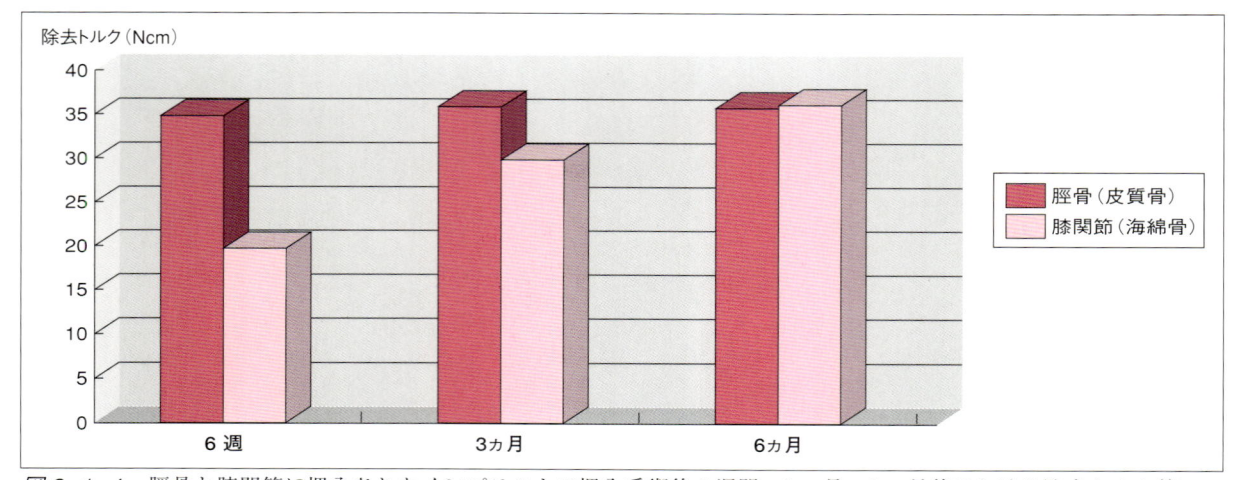

図2-1-4　脛骨と膝関節に埋入されたインプラントの埋入手術後6週間，3ヵ月，6ヵ月後における除去トルク値．

(Brånemark et al, 1977；Adell et al, 1990；Friberg et al, 1991；Jemt & Lekholm, 1995)．

しかし，疎な骨質でも少ない骨量でもほとんど影響を認めることなくインプラント治療を行えたという報告もある(Bahat, 1993；Venturelli, 1996；Friberg et al, 1999)．

結局のところ，現在，これらの報告からは，骨量，骨質共にインプラントが埋入可能で固定がなんとか得られるならば，禁忌にはなり得ないが，多少の影響をオッセオインテグレーション獲得に及ぼす可能性があるとしかいえない(Bryant, 1998：図2-1-5)．これは初期固定の獲得という意味で術者の技術に大きく影響するところであるし，客観的なデータが得られにくいテーマであるためと考えられる．また，一口に骨質が悪いとしても，インプラント頸部と先端部でバイコーティカル固定を得られたのか，頰舌的に皮質骨にインプラントの固定源を得られた症例なのか，上顎か，下顎かということも区別が必要だろう．初期の頃は骨質の悪い症例でもプレタッピングを行っていたが，やがてセルフタッピングを用いるようになったことなど，学習曲線(learning curve)的に細かい技術が変更された理由も考えられる．

Berglundhら(2003, in press)は，20匹のラブラドール犬を用いてオッセオインテグレーションのごく初期の過程を細胞レベルで調べた．ごく初期の切片は，初期固定を得るために固定源を求めた皮質骨が吸収されている時に，すでに海面骨内に骨添加のプロセスが始まっている事実を確認した．これは，従来信じられてきた「皮質骨の方が海綿骨よりオッセオインテグレーション獲得が早い」という主張を覆すものであり，オッセオインテグレーションにとってよい骨質とは何か混乱させる結果になった(Prof. Lindheとのpersonal communication, 2003)．第2部第2章(P.75参照)でも述べるが，必要な初期固定とあいまって，オッセオインテグレーションを正確に理解したい臨床家に疑問を投げかけるものである．

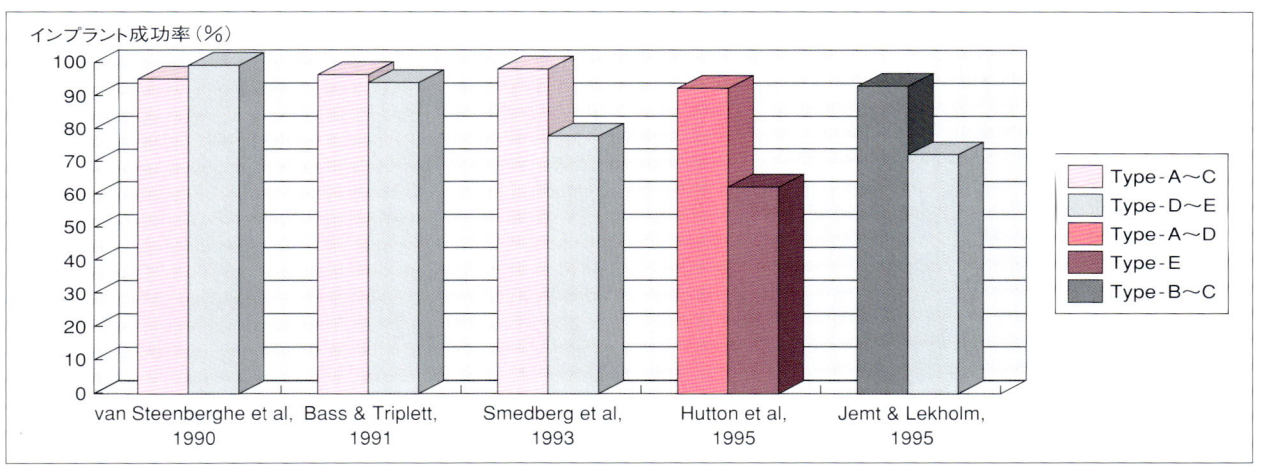

図2-1-5-a　骨量とインプラント成功率に関する報告(Type-A〜EはLekholm & Zarb(1985)による骨量の分類)(Bryant, 1998より引用改変)．

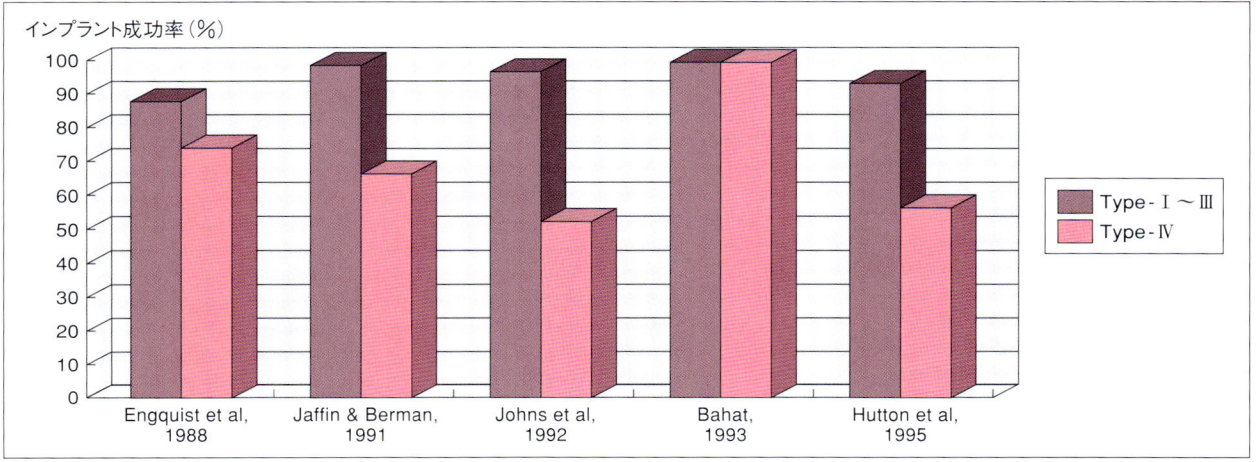

図2-1-5-b　骨質とインプラント成功率に関する報告(Type-I〜IVはLekholm & Zarb(1985)による骨質の分類)(Bryant, 1998より引用改変)．

補足2-1-4　歯牙喪失後における歯槽堤吸収の最大の因子は喪失期間

　歯牙喪失後における歯槽堤吸収の程度は個人差が大きいが，その最大の因子は喪失期間である．
　Bergmanら(1985)は，上下顎無歯顎患者18名(女性11名：平均年齢65.5歳，男性7名：平均年齢66.1歳)と，上顎のみ無歯顎の患者14名(女性8名：平均年齢57.9歳，男性6名：平均年齢61.0歳)の計32名について，抜歯2日後，5年後，21年後にセファロX線写真を撮影し，顎骨正中部における断面トレースを行った(図2-1-6)．結果は，すべての患者が抜歯後即時義歯を装着していたが，図2-1-6-aの通り，顎骨の吸収状態は不定形であった．また，顎堤の不定形吸収は，対合歯の有無にかかわらず認められた(図2-1-6-b)．
　CarlssonとPersson(1967)は，34名の無歯顎患者を17名ずつの2グループに分け，一方のグループを即時義歯装着群とし，もう一方のグループは歯槽骨を骨折しないように細心の注意を払いながら抜歯処置を行い2ヵ月後に義歯を装着した群とした．抜歯後2, 14日後，2, 4, 6ヵ月後，1, 2, 5年後のセファロX線写真から断面トレースを比較した．結果，2グループ間，年齢，性別のいずれにおいても顎堤の骨吸収過程に大きな影響を見い出せなかった．
　Tallgren(1972)は，最長25年間の総義歯装着患者の長期フォローアップから，欠損期間が歯槽堤の吸収に決定的な役割を果たすと報告している．
　これらの実験結果からわかることは，抜歯後の骨吸収は歯の喪失後の期間が左右するということと，個体差が大きいことである．

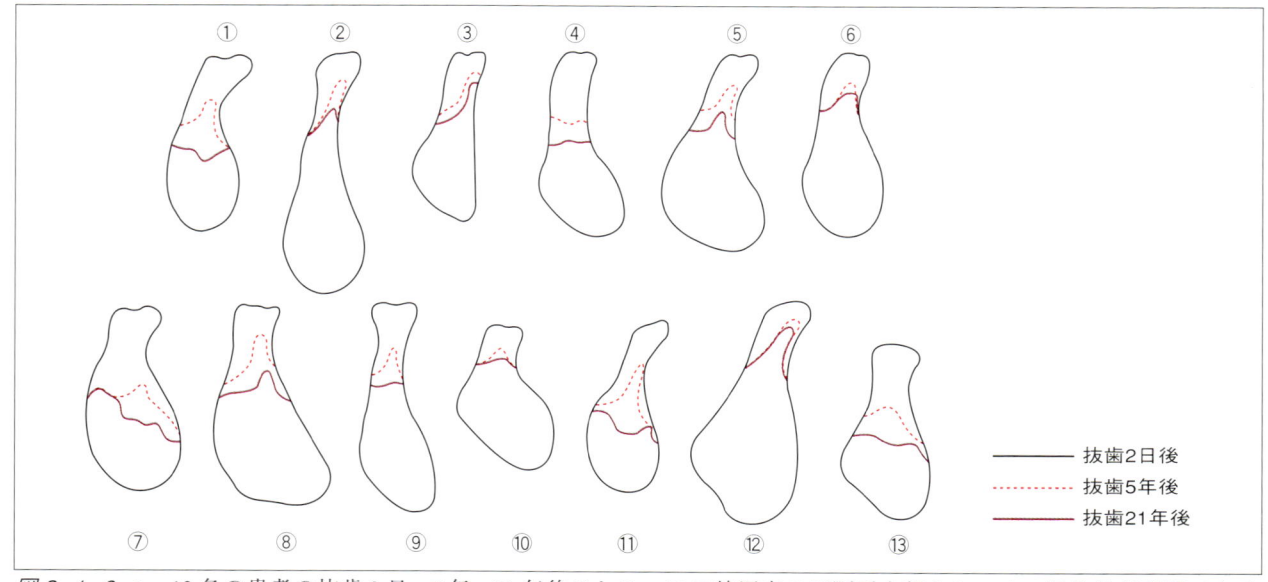

図2-1-6-a　13名の患者の抜歯2日，5年，21年後のセファロX線写真の下顎正中部トレース．個体差が著明である(Bergman et al, 1985より引用改変)．

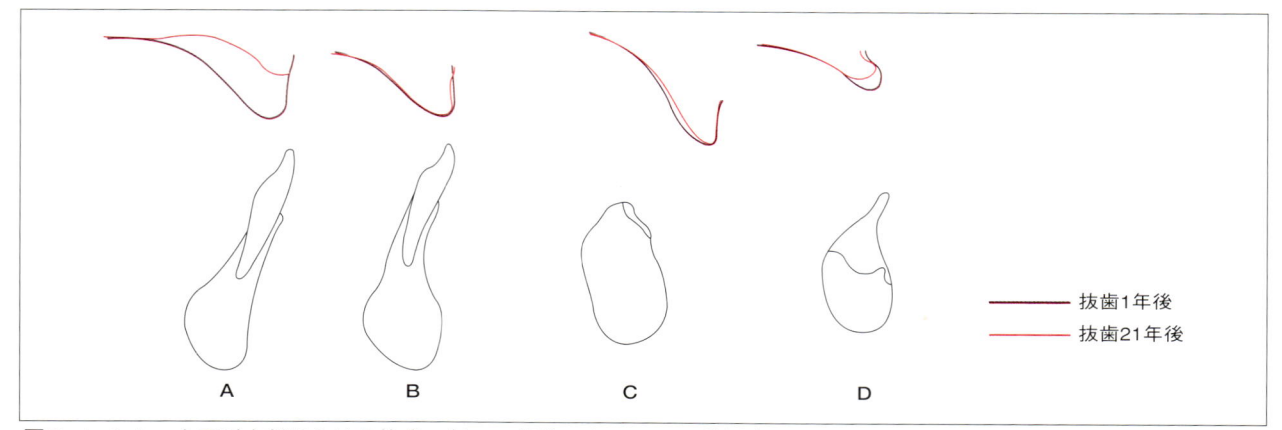

図2-1-6-b　上下正中部における抜歯1年，21年後のセファロX線写真のトレース．A, Bは下顎に対合歯が存在し，C, Dは下顎が無歯顎であった．対合歯の有無にかかわらず，吸収状態はさまざまであった(Bergman et al, 1985より引用改変)．

3. 埋入部位

> インプラントの治療成績は下顎の方が優れているらしいということしか結論が出ていない

インプラント治療の治療成績に関しては植立部位（installation site）の影響が，一見かなり明確であるように考えられる．オッセオインテグレーテッド・インプラントが臨床に応用され始めた初期の頃は，無歯顎が適応症として選ばれていたが，その頃は明らかに下顎の臨床成績が優れていた（Brånemark et al, 1977；van Steenberghe et al, 1987；Adell et al, 1990；Friberg et al, 1991；Brånemark et al, 1995）．

無歯顎患者のインプラント治療に関しては，解剖学的な形態の違いも大きいと考えられる．下顎無歯顎においてオトガイ孔間にインプラントが埋入された場合，骨量，骨質共に問題の見られるケースが少ないのに対し，上顎無歯顎の場合は，骨吸収が進むケースが多く，困難な症例が多く見られる．

インプラント治療の成功率がもっとも高いのは下顎前歯部であり，成功率がもっとも低いのは上顎臼歯部であるという報告がある（Bain & Moy, 1993）．しかしながら，骨量と骨質の項でも述べた通り，Type-Ⅳの軟らかい骨が多い上顎臼歯部においても，高い成功率の報告もある（Bahat, 1993；Venturelli, 1996）．

臼歯部の局部歯牙欠損症例のインプラント治療に関して，特に下顎については良好な報告が多くある（van Steenberghe et al, 1989；Jemt & Lekholm, 1993；Lekholm et al, 1994；Lekholm et al, 1999）．

Barzilayら（1996）は，動物実験における抜歯後即時埋入インプラントについてのデータではあるが，骨ーインプラント接触率（bone-implant contact ratio）は上下顎，前臼歯部で差がないことを報告している．

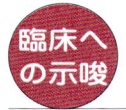

臨床への示唆　オッセオインテグレーション獲得に限れば，部位よりも骨量がより影響を与える

上に述べたこれらの部位別のデータは，それが骨量や骨質の問題とかなりクロスオーバーしているため問題が複雑になっており，われわれ臨床家は混乱させられるかもしれない．しかしながら著者は，インプラント治療の判断を部位によって躊躇してはおらず，骨量の問題を考慮すべき最大の問題点ととらえている．

要するに，下顎へのインプラント埋入は，骨量の問題がクリアできるなら，どの部位への埋入も問題を生じることは少ないと思われる．また，下顎に比べ上顎へのインプラント埋入は，埋入方向に問題が生じやすく，オッセオインテグレーションの獲得というよりは，審美や発音で課題を残しやすい．

総じて，インプラント治療は上下顎を比べると，上顎の方が困難であるが，オッセオインテグレーションを得ること自体には差はないというのが著者の意見である．もちろん，これは著者個人の経験的な意見であって，エビデンスに基づく事実とはいえない．

オッセオインテグレーション獲得ではなく，インプラント手術の観点で部位別の注意点は異なるが，これに関しては「応用編」の第1部に詳細に記したので，参考にしてほしい．

4. 年齢
> 若年者へのインプラントは慎重に行うべきである

1) 高齢

オッセオインテグレーションを創傷治癒の一例とするならば，年齢(age)とオッセオインテグレーション獲得との関係を年齢の創傷治癒に対する影響から推測できるかもしれない．

高齢者(high age)は若年者に比較して微小血管の修復力や線維芽細胞の機能が変化しているせいか，創傷治癒に時間を要するという報告がある(Holm-Pedersen, 1992)．Holm-Pedersen と Viidik(1972)は，幼体，成体，高齢期それぞれのラットを用いて，創傷後の組織の引っ張り強さを経時的に比較した．結果は，創傷後3週間では明らかに高齢期のラットの治癒が遅れていた．その後，実験は4週間後以降，20週間後まで続けられたが，20週間後には引っ張り強さに大きな差はなくなっていた．しかしながら，いずれも創傷前の引っ張り強さを再現することはできなかった(Holm-Pedersen, 1992)．

若年者と高齢者に21日間ブラッシングを行わせず，人為的に歯肉炎を起こして観察した研究では，結果は高齢者がより多くのプラークを発生させ，炎症も広範囲にわたっていた(Holm-Pedersen et al, 1975；Fransson et al, 1996)．しかしながら，プラークコントロール下における，中等度から重度の歯周病患者の若年者と高齢者の比較では，歯周外科を含む歯周治療を施行した後の治癒に差異は認められなかった(Fransson et al, 1996)．

オッセオインテグレーテッド・インプラントの治療成績と年齢に関するデータは必ずしも多くないが，高齢者にも若年者と同様にインプラント治療が可能であり，予後も決して悪くないことが示されている(Kondell et al, 1988；Zarb & Schimitt, 1989；Bass & Triplett, 1991；Jemt & Lekholm, 1993)(表2-1-3: Bryant & Zarb, 1998)．

表2-1-3 高齢者と若年者におけるインプラント成功率に関する報告(Bryant & Zarb, 1998より引用改変)

	荷重期間(年)	高齢グループ		若年グループ	
		年齢(歳)	成功率(成功数)	年齢(歳)	成功率(成功数)
Kondell et al	1–6	≥65	97(284)	<55	93(183)
Bass & Triplett	<1–6	>60	94–96(?)	≤60	97–99(?)
Jemt & Lekholm	1–4	80–90	96(208)	—	—
Zarb & Schmitt	1–12	65–81	96(74)	28–69	88(274)

臨床への示唆：インプラント治療は高齢者にも予知性の高い治療法である

患者の年齢はインプラント外科手術を含む外科全般に対する禁忌とはならないが，術後の腫脹や感染，組織の壊死など炎症に関する生体反応に違いがあることを忘れるべきではない．そのため，外科手術のプリンシプルは高齢者に対してもまったく同じであるが，より厳密に行った方がよい．

オッセオインテグレーションの獲得に関しては，年齢に関するネガティブな知見は報告されていない．これらの報告をまとめると，オッセオインテグレーテッド・インプラントは高齢者にも応用可能であり，その後さらに患者が高齢化しても維持される(Bryant & Zarb, 1998)．

2）若年齢

若年者に対するインプラント治療についてのコンセンサス会議が1996年にスウェーデンのJönköpingで行われた（Koch et al, 1996）．この会議ではコンセンサスとして，インプラントは顎骨の成長に対応しないことをあげ，思春期の成長期を終えた後の緩やかな成長期（residual growth period）（年間1 cm以内の身長の伸びを示す期間）であっても行うべきではないとした．すなわち，本会議のコンセンサスは，インプラント治療はエビデンスの不足した現時点では成長を終えた患者にのみ行うべきであるとしている．ここでの成長を終えた患者とは，3年間で0.5 cm以下の成長を指す．

例外として，先天性の無歯顎（無歯症：anodontia）（この会議で片顎あるいは両顎に永久歯がないことと定義された）や，多数歯欠損（欠歯症：oligodontia）（この会議で6本以上の先天性欠如と定義された．補足ではあるが，5本以下の先天性欠如はhypodontiaと定義された）の5～6歳以上の患者で，成長の進んでいる下顎のZone I（オトガイ孔間）についてのみインプラント治療を行うとした．このコンセンサスに対しては，顎骨の成長を阻害しないように，オーバーデンチャーで補綴は行うべきであるとの意見がある（Koch et al, 1996）．

本コンセンサスでは，治療に考慮すべき倫理的側面として，国連協定に定められた子どもの人権に沿った治療を心がけることや，患者，あるいは親と十分な話し合いを持って了承を得ながら治療を進めるべきであることがあげられている．また，治療は十分な経験を有する専門的なトレーニングを受けた歯科医師が行うべきであり，治療内容は長期にわたり，徹底して公表されなければならないとしている．

臨床への示唆　生物学的に成長が止まるまでインプラント治療は行うべきではない

われわれ臨床家は，安易に若年者に対してインプラント治療を行うべきではないと考えることが大切である．エビデンスが不足している臨床分野に対してのスウェーデンの考え方が，上記のスウェーデンのコンセンサス会議を通して理解できると思う．

このKochら（1996）の統一見解（consensus statements）として，いくつかの疑問と答えが発表されているので，それらを簡潔にまとめる（表2-1-4）．

Kochら（1996）の統一見解におけるQ&A（表2-1-4）

疑問1　成長途中の骨に対してのオッセオインテグレーション獲得は可能か？
答え1　可能であるが，子どもにおける成功率や代謝性疾患などのデータは乏しい．

疑問2　若年者に対するインプラント治療に関して，健康状態で禁忌になるものは何か？
答え2　現在のところ健康状態で禁忌なものは知られていない．しかしながら，骨の代謝に関するものが影響するかもしれない．

疑問3　何歳からがインプラント治療に適しているのか？
答え3　何歳からと固定的な答えは存在しない．その代わり，生物学的な成長年齢を考えるべきである．身長でいえば，成長が止まった思春期以降，3年間あたりの身長の伸びが0.5 cm以下の時以後が適応最低年齢といえる．他には，手首のX線写真検査などで判断する．例外は，永久歯先天性欠如の子どもである．

疑問4　若年者におけるインプラント治療の包括的な治療の計画や実行はいかにまとめあげればよいか？
答え4　多方面のチームアプローチが推薦される．患者は多数歯欠損の患者，無歯症，乏歯症や特別な患者に限る方がよく，1人の歯科医師が主治医となり治療の最終的な構成，メインテナンスを含む計画を決定すべきである．また，十分に検討された診断を行い，他の選択肢を常に考慮に入れながら治療が進められなければならないということはいうまでもないであろう．

5. 感染

> 外科のプリンシプルに沿えば、術後感染のリスクは3%以下である

術後における感染(infection)は、それが急性であれ、マイルドで限局性のものであれ、インプラントの失敗の大きな因子である(Esposito et al, 1998 b)。しかし十分にコントロールされた外科手術の環境下でインプラント外科手術が行われた場合、術後感染のリスクは少ない。

米国外科医協会(American College of Surgeons)が外科手術の感染のリスクを4段階に分類している(表2-1-5)。注意深い外科手技と抗生剤の予防投与によって、Class Ⅰは1%以下に、Class Ⅱでは(インプラント外科手術はClass Ⅱである)感染のリスクを1〜3%に減じることが可能である(1%：Olson et al, 1984；2%：Topazian, 1992；3%：Peterson, 1998；Ivanoff, 1999)。補足すると、Class Ⅲでは10%以下になるとされている(Olson et al, 1984)。

インプラント外科手術に関して感染のリスクを増大させるものに、代謝性疾患(metabolic disease)(特に糖尿病：diabetes mellitus)の存在や、高齢、栄養障害(malnutrition)、ステロイド治療(corticosteroids therapy)、口腔内に存在する他の感染の影響などが考えられる。それゆえ、全身の健康状態や、歯周病、根尖病巣など既存の感染源のコントロールが重要になる。RosenquistとGrenthe(1996)は、抜歯後即時埋入のケースでは、歯周病罹患部位の感染率が、他の原因による抜歯を行った部位に比べて有意に高かったと報告している。

前述のように、適切な環境下において、適切な技術で行われるインプラント外科手術で抗生剤を用いれば、術後感染のリスクを大きく減じることが可能である。特に抗生剤の術前予防投与を行った場合は、術前予防投与を行わなかった場合に比較して、インプラントの失敗率は1/2〜1/3になったという報告がある(Dent et al, 1997：*Evidence 2-1-3*)。逆に、術後感染もインプラント生存率も差異がなかったと述べているものもある(Peterson, 1998；Gynther et al, 1998)。

Lambertら(1997)は、手術後の感染はインプラントの失敗と極めて深い相関性があるとする一方で、手術後にクロルヘキシジンで洗口することにより術後感染に関する偶発性を顕著に減じることができたと述べている。しかし、Ivanoff(1999)は、こうした感染予防の効果は、抗生剤の術前予防投与によるものか、術後のクロルヘキシジンによるものかが不明なため、注意が必要だと忠告している。

表2-1-5 米国外科医協会の術後感染委員会による創傷汚染度の分類と術後感染の発生率

分類	Class Ⅰ	Class Ⅱ	Class Ⅲ	Class Ⅳ
別称	清潔創傷 (clean wound)	清潔-汚染創傷 (clean - contaminated wound)	汚染創傷 (contaminated wound)	感染創傷 (dirty wound)
定義	非外傷的で、炎症はあらかじめ存在せず、消化管や呼吸器、尿生殖器との交通がない	非外傷的で、消化管や呼吸器、尿生殖器との交通はあるが、それから多量の漏洩は認めない創傷(口腔内の手術はこれに属する)	比較的清潔な原因による新鮮な外傷や、大きな無菌的処置の破綻を生じてしまったか、尿生殖器との多量の漏洩があるなどの創傷	臨床的な感染がすでに存在する創傷や8時間以上経過した外傷
術後感染率	約2%	5〜6%	10〜15%	約50%
抗生剤術前予防投与と技術改善後の術後感染	1%以下	約1%	約9%	(—)

Evidence 2-1-3

骨内インプラントの成功に関する抗生剤術前予防投与の影響：2,641本の追跡研究
The influence of preoperative antibiotics on success of endosseous implants up to and including stage II surgery: a study of 2,641 implants. Dent CD, Olson JW, Farish SE, Bellome J, Casino AJ, Morris HF, Ochi S. *J Oral Maxillofac Surg*. 1997; 55(12 Suppl 5): 19-24.

概要：米国外科医協会によれば，口腔外科手術はClass IIの汚染度に分類され，抗生剤の術前予防投与の有効性が示唆されている．しかしながら，インプラント治療についてはほとんどデータがない．本研究は，抗生剤の術前予防投与がインプラントの成功率に影響を与えるかどうかを，3つのグループ（以下に分類法を示す）に分け，多施設研究（32ヵ所）を用いて比較検討した前向き研究である．

グループの分類法：
比較グループ(1)：投与量にかかわらず，抗生剤術前予防投与を行ったケース(n：インプラント本数＝1,448)と術前予防投与を行わなかったケース(n＝1,193)
比較グループ(2)：Peterson(1990)が提案した投与量(通常の治療投与量の2倍以上)の抗生剤術前予防投与を受けたケース(n＝1,067)と術前予防投与をそれ以下の量で受けたか，まったく受けなかったケース(n＝1,574)
比較グループ(3)：AHA(米国心臓病協会)の推奨投与量(成人でペニシリンやセフェムで2 gの投与量)を投与したケース(n＝814)と，それ以下の量で受けたか，まったく受けなかったケース(n＝1,780)

研究対象となった症例は約800例，インプラントは2,641本であった．

パラメータ：インプラントの動揺による除去本数

結果：抗生剤術前予防投与は，その投与量にかかわらず，一定の効果をあげた．術後のみの投与では，投与したケースで2.7％，投与しなかったケースで2.9％と統計学的に有意差がなかった．一次手術および二次手術までに生じたインプラントの失敗率を図2-1-7でグラフに示す．

臨床への示唆
この研究によれば，抗生剤の術前予防投与はインプラント埋入手術に対して有効で，投与量は従来の投与量(Petersonはペニシリンで500 mgとしている)の2倍程度で十分な効果が期待できる．よって，手術1時間前に，ペニシリンやセフェムなら1,000 mg程度の経口投与をした方がよいと示唆された．

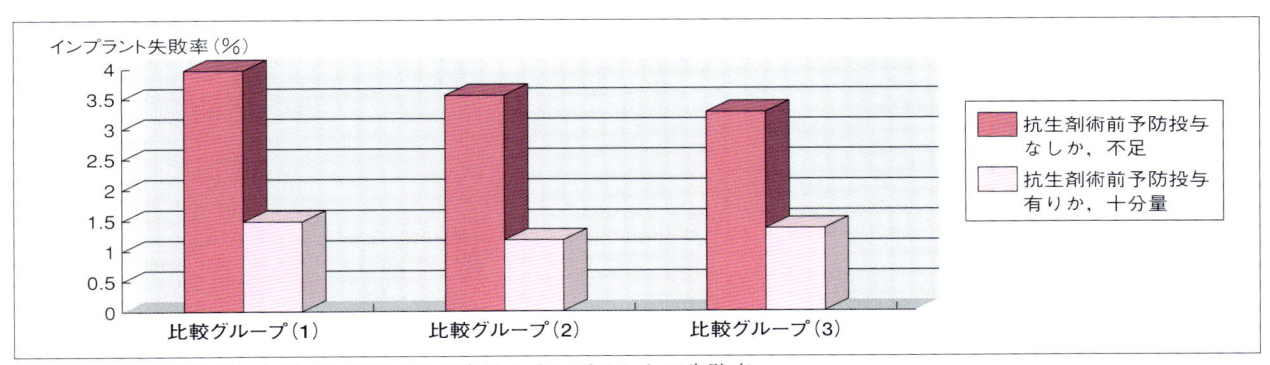

図2-1-7 一次手術および二次手術までに生じたインプラントの失敗率．

臨床への示唆：抗生剤の術前予防投与は長期術後投与と背景が違う

Peterson(1990；1998)は，抗生剤の術前予防投与について5つのプリンシプルを報告している(*Evidence 2-1-4*)．抗生剤の術前予防投与は，長期術後投与とは区別して考えるべきもので，*Evidence 2-1-4*に示す通り，術前に高レベルの抗生剤を投与し，以降2時間おきに投与し，術後には投与の必要はないとしている．また，Class IIのような感染のない術野に対する抗生剤の予防的な投与は，細菌が組織に到達する瞬間に抗生剤が存在するのがもっとも効果的である．そのため，3時間後，つまり細菌により外科術野が汚染されてしまった後には何の予防的効果も認められない(Burke, 1961)．これが術前予防投与の背景にある考え方である．

術後長期投与は長期連続投与であり，外傷，とりわけ汚染や感染のある創傷の処置後5日間にわたって抗生剤を投与することなどを指す．

Evidence 2-1-4

口腔顎顔面外科における抗生剤術前予防投与
Antibiotic prophylaxis against wound infections in oral and maxillofacial surgery. Peterson LJ. *J Oral Maxillofac Surg*. 1990；48(6)：617-620.

概要：1940年代後半に抗生剤による感染予防が確立された．以来，Burke（1961），Polkら（1969），Stoneら（1979）が動物実験と臨床治験によりプリンシプルを勧告したのをはじめ，200以上の二重盲検試験による前向き研究が，あらゆる外科領域に関してなされ，抗生剤術前予防投与に関する原則が明らかにされてきた．本論文は，これらのプリンシプルをまとめたものである．

抗生剤術前予防投与のプリンシプル：
プリンシプル1：手術が感染のリスクを有していること
　創傷の汚染度によりリスクは異なる（表2-1-5）が，感染のリスクがあること，特にインプラントのように，大きな異物（foreign body）を埋入する場合や，手術が3時間以上に及ぶケースではリスクがより大きくなると考えられる．

プリンシプル2：手術に適した抗生剤を選択すること
　抗生剤選択に際し，踏まえなければならない事項は以下の通りである．第一に，感染症としては好気性レンサ球菌がもっとも原因菌として多いとされているが，口腔領域における術後感染では，嫌気性細菌によるものがもっとも多い．第二に，副作用すなわち毒性の低いものでなければならない．第三に，殺菌性（bactericidal）のものを使用すべきである．これらから，術前予防投与の抗生剤としての第一選択はペニシリン，第二選択はセフェムの第一世代，第三選択はクリンダマイシンとされる．

プリンシプル3：抗生剤の投与量が予防に十分な量であること
　抗生剤が最大限の効果を発揮するには，患部の細菌に汚染された組織内に抗生剤が浸透する必要性から，血漿内抗生剤濃度が高度な必要がある．そのためには，感染治療に用いる2倍以上の抗生剤を投与する必要がある．具体的には，セフェム系なら1gほどになる．

プリンシプル4：抗生剤投与のタイミングが適切であること
　経口投与ならば手術1時間前に投与する．追加投与は，手術が2時間を越える時に静脈内に投与する．Burke（1961）は，抗生剤は細菌がその組織にたどり着いた時に最高濃度であるべきと述べている．しかも，細菌による汚染の3時間後に組織に到達した抗生剤は，感染予防的効果は皆無であったと結論づけている．

プリンシプル5：抗生剤投与が最短期間であること
　プリンシプル4でも述べたように，抗生剤の予防的効果は，手術後一定時間が経ってからの投与には左右されない．したがって，抗生剤の毒性，アレルギー，耐性菌産生の問題を考えれば，手術直後にリカバリールームで投与される以降に投与する意味はない．

臨床への示唆
抗生剤の術前予防投与は，手術1時間前にペニシリンかセフェム系の抗生剤500～1,000 mgを経口投与して術後の感染を防ぐ．抜歯や歯周外科，歯根端切除手術など，感染の除去を主たる目的で行う手術全般に適応可能である．しかし，インプラント外科手術（特に埋入手術や骨造成手術）ではまだ疑問が残る（Prof. Hirschとのpersonal communication, 1997）．

臨床への示唆　インプラント治療に限れば，抗生剤の術前予防投与（長期術後投与なし）にはまだ疑問が残る

抗生剤の術前予防投与の考え方は，Evidence 2-1-4に示すようにペニシリン系やセフェム系なら500～1,000 mg以上を手術1時間前までに内服し，手術時間が2時間以内なら追加投与しないという考え方である．イェテボリのBrånemark Clinicでは術前にアモキシシリン3g経口投与し，術後の投与は原則的に行わない（Prof. Lekholmとのpersonal communication, 1998）．

著者が所属していた，Uppsala大学口腔外科では，歯科医師により違いはあるが，1週間の長期術後投与を行っていた．理由は，インプラントのような異物反応を起こす可能性があり，生体が溶解できないものを深く埋入する時には，感染が骨髄にまで及ぶ可能性があり，そのため，ある程度の感染リスクが存在する限りは抗生剤を投与しておいた方が無難であるという判断からである．実際，著者の指導教授は臨床で2症例のインプラント埋入手術後の骨髄炎に遭遇したことがあるという（Prof. Hirschとのpersonal communication, 1997）．

例え極めてまれであっても，いったん感染が生じれば，治療コストは高くつき，口腔内機能の再建が困難になることがある．また，再手術による損傷も考えなければならない．それらを総合的に踏まえ，Topazian（1992）は，抗生剤の術後投与を勧めている．著者の指導教授も同意見で，術後1週間ほど抗生剤を投与していた（Prof. Hirschとのpersonal communication, 1997）．著者は現在のところ，術前の1時間前に500～750 mgのセフェム系抗生剤の投与と術後の1週間同様の薬剤を投与している．

6. 放射線被爆

➡ 放射線治療を受けた患者には注意が必要である

　放射線被爆患者(irradiated patients)に対するインプラント治療は，被爆していない患者に比較してインプラントの失敗が多いようである(Esposito et al, 1998 b)．ただし，部位によっては放射線の影響の少ないところもあり，放射線被爆患者に対する下顎前歯部へのインプラント治療では94～100%の成功率を示し，放射線骨壊死(osteoradionecrosis)もほとんど生じなかったとの報告がある(Andersson et al, 1998)．

　一方，上顎の放射線治療患者に関しては，インプラントの成功率は一定していない(Nishimura, 1998)．放射線治療は55 Gy以上で，上下顎共に有意にインプラントの失敗が増えるとの報告がある(Esposito et al, 1998 b)．放射線被爆患者への上顎インプラント治療の失敗を減じる方法として，高圧酸素療法(hyperbaric oxygen therapy：HBO therapy)の有効性が報告されている(Granstöm et al, 1992)(図2-1-8)．一方，下顎についてはそのような効果は認められなかったとの報告がある(Niimi et al, 1997)．

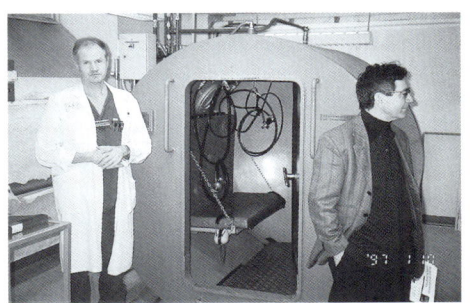

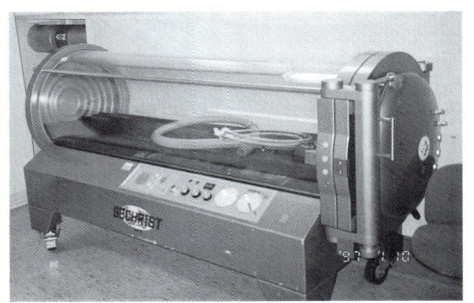

図2-1-8-a　イェテボリ大学病院の高圧酸素治療装置：高圧酸素室(hyperbaric oxygen chamber：HBO chamber)とイェテボリ大学の耳鼻咽喉科専門医で，高圧酸素療法について数多くの報告を行っているGranström博士(左)．右は著者の主任教授のUppsala大学口腔顎顔面外科Hirsch教授．
図2-1-8-b　チューブタイプのHBO．

臨床への示唆　放射線治療患者には，数年後のネガティブな可能性についても伝えておく

　放射線被爆は数年後に骨壊死が生じることもあり，治療前の患者に対するインフォームド・コンセントが大切である．すなわち，インプラント治療がいったん成功裡に終わったとしても，数年を経て失敗が生じる可能性を伝えておかねばならないと著者は考える．

7. 喫煙

➡ 喫煙はインプラントが失敗する確率を数%憎悪させてしまう

　喫煙(smoking)が全身の健康に害を及ぼすことは周知である．インプラント治療に関しても，ネガティブな影響が複数報告されている(Bain & Moy, 1993：*Evidence 2-1-5*；De Bruyn & Collaert, 1994；Bain, 1996)．その影響として，全身的な血管収縮(systemic vasoconstriction)，血流阻害(reduced blood flow)，血小板凝集亢進(increased platelet aggregation)，多形核白血球の機能障害(polymorphonuclear leukocyte dysfunction)などがインプラント治療に悪影響を及ぼす主な因子であると推察される．また，治癒期間における禁煙はインプラントの成功率を向上させるという報告もある(Bain, 1996)．

Evidence 2-1-5

デンタルインプラントの失敗と喫煙の関連性
The association between the failure of dental implants and cigarette smoking. Bain CA, Moy PK. Int *J Oral Maxillofac Implants*. 1993；8(6)：609-615.

概要：喫煙は健康に対してのさまざまな害が指摘されているが，口腔内に関しても，血流を阻害して，アフタや抜歯後の治癒が劣ることが報告されている．540名の患者（女性311名：57.6%（平均54.36歳），男性229名：42.4%（平均55.17歳））で，2,194本のインプラントを追跡調査した．無歯顎，局部欠損，単独欠損，固定性ブリッジ，可撤性義歯が含まれていた．いずれも，ブローネマルクシステムのプロトコールに従って，2回法のインプラント埋入手術を行った．患者を喫煙者(smokers)と非喫煙者(nonsmokers)に分け，喫煙者に390本(17.78%)，非喫煙者に1,804本(82.22%)のインプラントが埋入された．二次手術は，通法に従って治癒期間を経た後行われ，補綴処置がなされた．二次手術後の経過期間は1〜81ヵ月間であった（平均37.88ヵ月間）．さまざまな患者の条件（年齢，性別，部位，インプラント本数，インプラントの平均長さ，喫煙の有無）におけるインプラントの成功率を調べた．

パラメータ：インプラントの失敗率
本論文ではインプラントの失敗は，
①いかなる理由であっても除去したインプラント
②標準化されていないX線上で，フィクスチャーの長さの50%以上周囲骨吸収が生じたケース
と定義された．オッセオインテグレーションを獲得したが使用しなかったインプラント（スリーピングインプラント）は失敗に含めなかった．

結果：上記の基準による失敗数は，総数で2,194本中130本であった．23本がスリーピングインプラントであった．よって総数では5.92%の失敗を生じた．インプラントの失敗率に関して，年齢，性別，部位，インプラント本数，インプラントの平均長さは，いずれも統計学的に有意な差を示さなかった．喫煙者，非喫煙者に患者群を分けた時は，失敗率に有意な差を生じた（喫煙者：11.28%(44/390本)，非喫煙者：4.76%(86/1,804本)）（図2-1-9）．

臨床への示唆
本研究は後ろ向き研究なので，この研究結果で喫煙がインプラントの決定的なリスクファクターとなるとはいい難い．また，インプラントの失敗の基準もかなりあいまいなものである．このことはBainらも認めており，現実的な(realistic and practical)基準であると主張している．彼らは，喫煙によるオッセオインテグレーション阻害のメカニズムについては不明であるとしているが，われわれはインプラント治療を施行するにあたり，患者にこうしたデータの存在を知らせる必要があると考えられる．

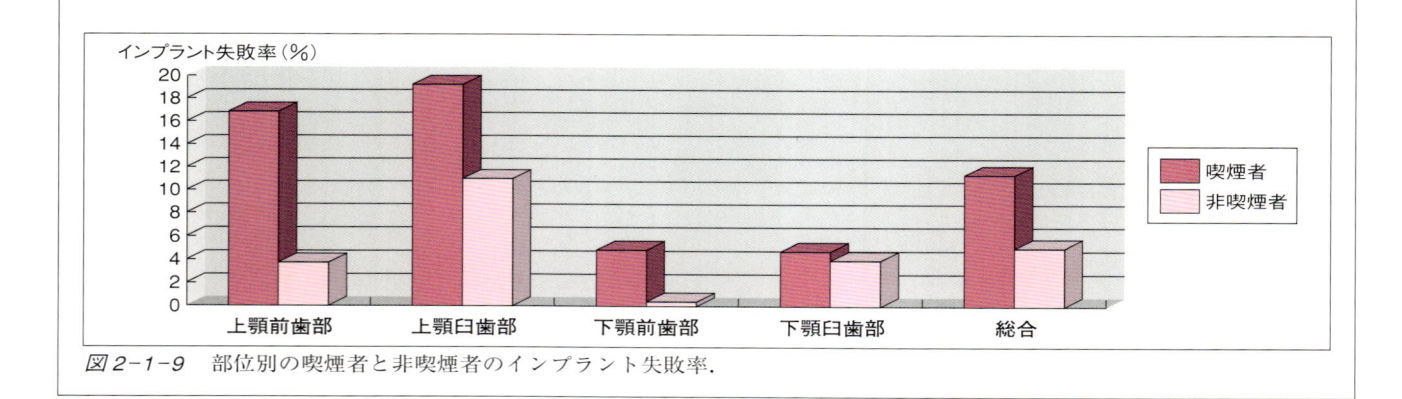

図2-1-9 部位別の喫煙者と非喫煙者のインプラント失敗率．

臨床への示唆 骨造成には禁煙が必要と考えられる

著者は現在のところ，インプラント治療を受ける患者に禁煙の必要性をさほど説いてはいない．Lindquistら(1996)の報告では，15年間の前向き研究のフォローアップで，喫煙者に有意にインプラント周囲の辺縁骨の吸収を認めている（約2倍）．しかしながらこの吸収は，10年間で0.65 mmの吸収が1.25 mmになっただけであり，それをもって喫煙のインプラント治療に関してのリスクを患者に説けるかどうかは疑問である（その論文の共著者 Dr. Jemt との personal communication, 1997）．喫煙における血流阻害などのリスク因子は，骨造成の時の血管の再生などが必要な処置に関しては致命的なものになりうることから，骨移植などの処置の前には患者に対する禁煙の説得が重要である．

第 2 章

術者ファクターとエビデンス

　第1章ではオッセオインテグレーションの宿主に関する因子を考察したが，第2章では術者サイドに関する因子を考察していく．

　インプラント外科手術は，オッセオインテグレーションと定義される「創傷治癒」を可及的に阻害せずにインプラントの周囲に生じさせるという意味で，一般の歯科外来で行われる抜歯や歯根端切除などの口腔外科小手術よりも，発熱や感染への予防を厳密に要求し，インプラントの固定，角度，配置などにも注意を払わなければならない．また，ほとんどのインプラント外科手術が一般的に局所麻酔で（鎮静などの処置を追加するにせよ）行われるために，術者自身が患者のバイタルサインにも配慮する必要がある．加えて，インプラント外科手術は，多量の注水下で手術を行うことから，麻酔が失効しやすく，手術時間も短縮しなければならない．そのためには十分にトレーニングされた術者と適切な介助が重要になる．

　本章は，こうした基本を踏まえたうえで読み進めてほしい．

1. 手術環境

→ インプラント外科手術は無菌的に行い，インプラントを軟組織に触れさせない方がよい

　インプラント外科手術は，無菌的な手術環境（asepic operating condition）で行われることが一般的に推奨されてきた（Adell et al, 1985 ; Friberg, 1996）．しかしながら，Kraut（1996）は，単に清潔な（clean）環境下でも低い失敗率であったと述べた．

　ScharfとTarnow（1993）は，無菌的な手術環境と単に清潔な手術環境でインプラントの成功率を比べた．彼らは，113本のインプラントを無菌的な手術環境（手術室での厳格な無菌的手術環境をセッティング）で，273本を無菌的ではないが清潔な環境（単に清潔にした歯科外来のセッティングで，インプラントの表面には，形成した骨窩しか触れないようにした）で手術を行い，非常に短い観察期間ではあるが結果には差がなかったと報告した．

　これに対しFriberg（1996）は，「単に清潔な環境」に対する長期的なフォローアップがない以上，インプラント外科手術を行う場合は，厳格な無菌的手術環境を守るべきであるとした．

　Ivanoffら（1996 a）は，ウサギの脛骨を用いて，インプラント埋入直前にフラップの結合組織に30秒間インプラントを接触させて，軟組織によるインプラントの汚染が，オッセオインテグレーションに対し影響を及ぼすかどうかを調べた．この研究の背景には，Ogisoら（1991）による，ラットの皮膚やヒト歯根膜の線維芽細胞が培養骨髄間質細胞（stromal cell）の骨形成を抑制した in vitro の研究がある．

　Ivanoffら（1996 a）の研究の結果は，すべてのインプラントがオッセオインテグレーションを獲得し，骨－インプラント接触率もやや結合組織に接触しない方が高かったが，統計学的に有意ではなかった．しかしながら，ヒトから回収したカバースクリ

第2章　術者ファクターとエビデンス

ューとアバットメントをラットの腹壁に挿入して調べた研究は，Ogisoら（1991）の研究に近い結果になった．再利用カバースクリューと再利用アバットメントは，洗浄滅菌をしたか否かにかかわらず，コントロール（新品）とは異なる組織反応を示し，厚い線維組織の被包や多量のマクロファージの出現を認めたことをSennerbyらが報告している（1989；1993）．

臨床への示唆　インプラント外科手術は無菌的な手術環境で行われるべきである

インプラントの手術環境に関して，著者はFribergの意見にまったく賛成である．厳格な無菌的手術環境でなくても，インプラントが清潔なまま，滅菌したバーを利用して形成した骨内に埋入されれば，オッセオインテグレーションを高い確率で獲得することが可能であろう．

しかしながらこの考え方は，外科学が試行錯誤によって150年間かけて築いたプロトコールから退行するものであり，推奨されるものではない．一般的な開腹手術でも同様の結果が出ることが考えられるが，万が一のリスクを少しでも減じることが医療人の良識であろう．

インプラントが汚染された場合，生体によって確実に感染源になる異物として認識されるが，強固に埋入されているために排出しにくい．マクロファージなどの免疫機構によって貪食できる類のものでもないために骨髄炎を生じる可能性もある（第2部第1章 P.56参照）．そのため，手術室での厳格な無菌的手術環境でインプラント外科手術は行うべきであろう（図2-2-1）．

軟組織による埋入時のインプラント汚染に関しては，前頁に記した理由で，可及的にインプラントに触れることは避けるべきである（Ivanoff, 1996 a）．しかしながら，もしインプラントが軟組織に接触したとしても，オッセオインテグレーションを獲得できないわけではない．

清潔な手術環境を作るための手順（図2-2-1）

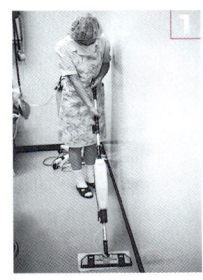

図2-2-1-a　キャップとマスクを装着して通常の清掃後に消毒液を使い床や壁を消毒する．

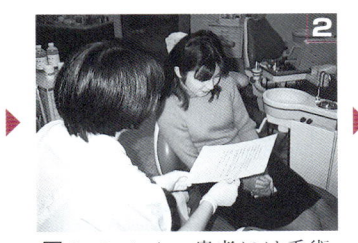

図2-2-1-b　患者には手術の前日までに十分な術前の説明を行う．すなわち，女性患者には当日に化粧をしないで来院することなどをあらかじめ伝えておき，注意書きを書面にして渡しておく．

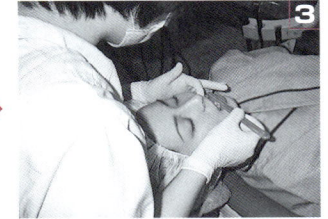

図2-2-1-c　患者にキャップを装着し，できれば手術用の衣服に着替えさせ，歯のみならず舌に至るまで，プロフェッショナル・クリーニングを行う．

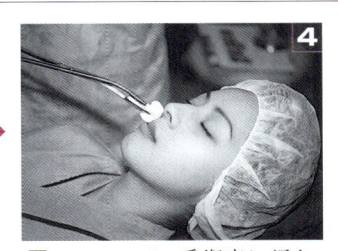

図2-2-1-d　手術室に通したら口腔外を通法に従い消毒していく．この時，鼻や頸部まで消毒すべきである．

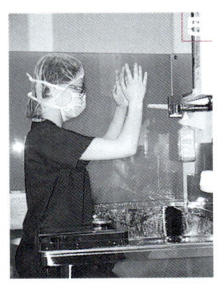

図2-2-1-e　通法に従い，消毒効果のある石鹸で肘部まで手洗いを行う（図1-1-4-c参照）．

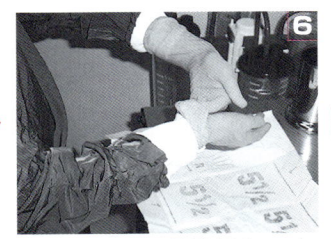

図2-2-1-f　通法通りに内回りスタッフがキャップやマスク，手術着，手術用グローブを装着する（図1-1-5参照）．

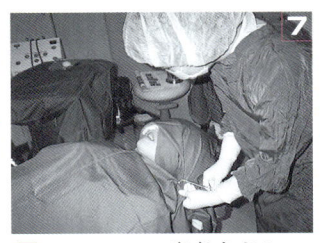

図2-2-1-g　患者をドレーピングする．これにより術野だけが暴露されているようにしなければならない．

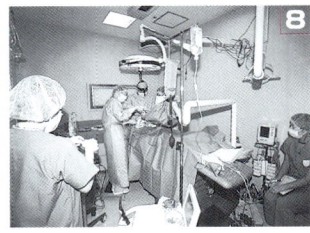

図2-2-1-h　一般的な手術環境．清潔な部分と不潔な部分が明確に区分されていることが大切である．図は，内回りが3名と外回り1名，麻酔科医で構成される一般的な手術チームを示す．

2. 手術経験
インプラント外科手術には経験が必要である

　手術技量は個人差が大きく，理論的および臨床的な手術経験(surgical experience)に大きく左右される．職人的な技術を身に付ける意味でも，リスク回避のための知識を知っておく意味でも，適切な期間の専門的なトレーニングが必要になる．それゆえ，より厳密性が必要とされるインプラント外科手術では，外科的な技術と臨床経験が予後を左右する．その一例として，ブローネマルクシステムにおける開発期から確立期にかけての成功率の変化があげられる(Adell et al, 1990：*Evidence 2-2-1*)．

　アドバンスな臨床でも同様で，Nyström(1995)は学位論文の中で，上顎におけるオンレーグラフトに対するインプラントの生存に関して，最初の10名の患者に対しては多くの失敗を経験したが，後の20名の患者に対しては30％高い成功率を示したと述べた．2回法インプラントの生存率に関する多施設研究(multicenter study)では，経験の浅い(50本未満の埋入経験)外科医は，経験を積んだ(50本以上の埋入経験)外科医に比べて2倍の失敗をしてしまうという報告がある(Lambert et al, 1997)．

Evidence 2-2-1

無歯顎に対するオッセオインテグレーテッド・インプラント治療の長期追跡研究
Long-term follow-up study of osseointegrated implants in the treatment of totally edentulous jaws. Adell R, Eriksson B, Lekholm U, Brånemark PI, Jemt T. *Int J Oral Maxillofac Implants*. 1990；5(4)：347-359.

概要：本研究は無歯顎におけるオッセオインテグレーテッド・インプラントの15年間にわたる長期追跡研究である．700名の患者に4,636本のインプラントが埋入された．埋入は，すべてオッセオインテグレーテッド・インプラントの開発者らによってなされた．

　研究は，インプラントの手術時期により患者を4つのグループに分類し，各臨床追跡研究を報告した．

開発期グループ：1965～1971年にかけて手術されたグループ．この時期は，オッセオインテグレーションを獲得，維持するための治療方法を試行錯誤しながら開発していた時期．

確立期グループⅠ：1971～1976年の間に手術されたグルー

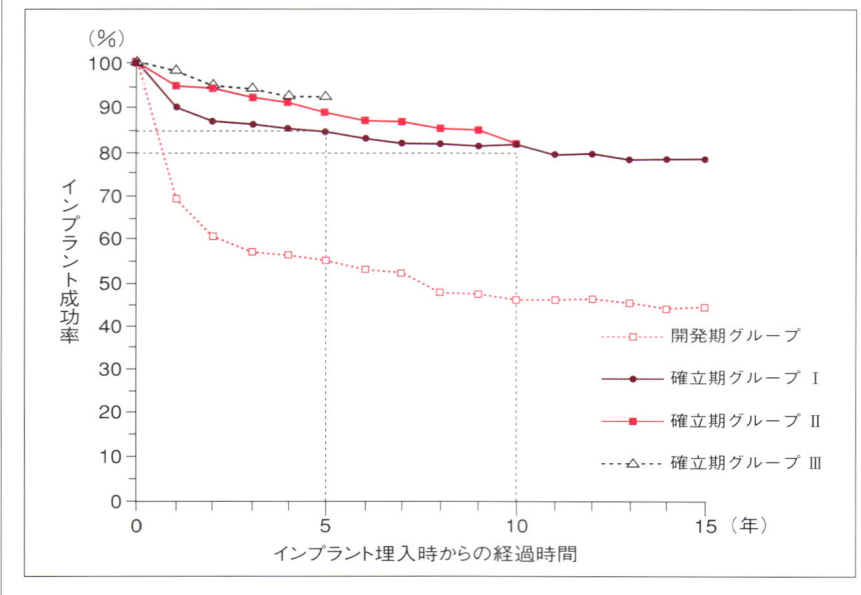

図2-2-2-a　上顎におけるインプラント埋入時から毎年の成功率の変遷．確立期はすべて5年経過時で85％，10年経過時で80％のレベルを達成した．

第2章 術者ファクターとエビデンス

臨床への示唆 インプラント外科手術の経験以前に，基本的な外科のトレーニングが必要である

　学習曲線（経験曲線：learning curve）として欧米ではよくいわれることであるが，初期に失敗を重ねることがその後の高い成功を導くという考え方がある．確かにわれわれ臨床家は，手技的な失敗を反省することで上達していくものであるが，この経験は，あくまで外科手術のプリンシプルに沿った試行錯誤でなければならない．

　前述の「経験に大きく左右される」という言葉の前には，「理論的および臨床的な」と述べていることに注意してもらいたい．スウェーデンでは，外科医がインプラント外科手術を行うことが原則であるため，外科手術の経験を十分に持っているという振り分けが初めからなされている．日本では，一般臨床家が手術を行うことも多いことから，襟を正して基本的な外科のトレーニングを学び直す必要性を強調したい．

プ．この時期は，インプラントの治療方法が確立された第一期．
確立期グループⅡ：1976〜1981年の間に手術されたグループ．この時期は，インプラントの治療方法が確立された第二期．
確立期グループⅢ：1981〜1985年の間に手術されたグループ．インプラントの治療方法が確立された第三期．

パラメータ：各インプラントと各補綴物の動揺度，標準化X線診査，不快感

結果：無歯顎に対するオッセオインテグレーテッド・インプラント治療は，15年間に及ぶ追跡研究により，上下顎を通じて成功率が高く，長期的に予知性の高い治療法であることが判明した（図2-2-2）．

臨床への示唆
　治療方法が確立されていなかった開発期には，治療成績が極めて悪かったことに注意したい．動物実験では得られなかった臨床データが蓄積されることで現在の高い成功率が達成され，治療のソフトウェアが確立された．われわれ臨床家は，プロトコールを可及的厳格に守らなければ，本論文の開発期のようになりかねない．

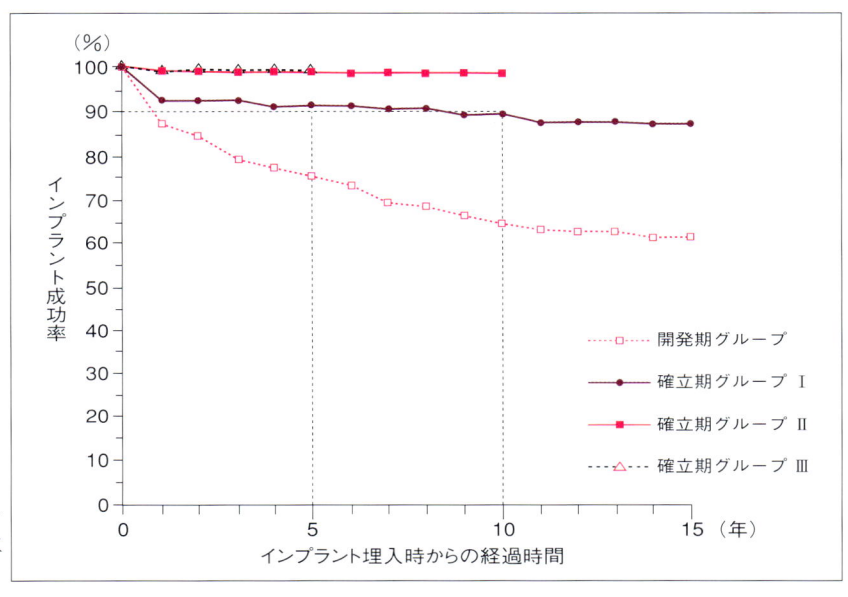

図2-2-2-b 下顎におけるインプラント埋入時から毎年の成功率の変遷．確立期は90％のレベルを達成した．

3. 切開
> 口腔前庭切開と歯槽頂切開の優劣に関するエビデンスはない

インプラント外科手術においての代表的な切開法（incision technique）は、口腔前庭切開（vestibular incision, mucobuccal incision）（図2-2-3-a）と歯槽頂切開（crestal insision）（図2-2-3-b）である。ブローネマルクシステムのオリジナルプロトコールでは、口腔前庭切開を推奨している（Adell et al, 1985）。この理由は、切開された上皮のマージンと縫合糸をインプラントから離すことによって感染を防ぐことを目的としているためである。

しかしながら、切開線の位置がインプラントの成功率と相関性を見い出す報告はなされていない。ScharfとTarnow（1993）は、口腔前庭切開と歯槽頂切開によるインプラント外科手術について、二次手術時のインプラントの成功率を比較したが、結果に差はなかった。多施設研究でも2つの切開法のインプラント外科手術に対する影響が調べられたが、成功率に差はなかった（Casino et al, 1997）。SmallとTarnow（2000）は、11名の患者に埋入された63本のインプラントに関して、インプラント周囲粘膜の退縮に関する研究を行った際、98.6%のケースで角化粘膜が保存できた。彼らはその原因を歯槽頂切開で手術を行ったためと述べた。しかしながら、このTarnowの研究は被験者が少なすぎるため、著者はこの考察に疑問を持っている。

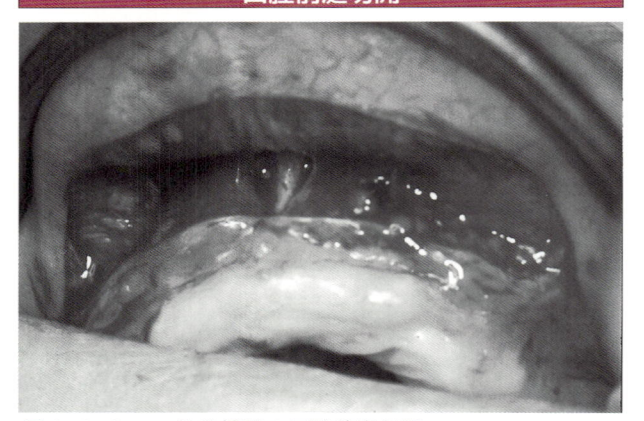

図2-2-3-a　骨移植時の口腔前庭切開．

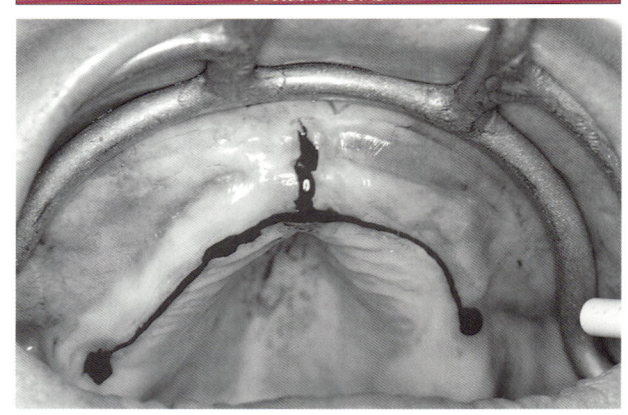

図2-2-3-b　図2-2-3-aと同じ患者のインプラント一次手術時の歯槽頂切開．

臨床への示唆　現在は歯槽頂切開が第一選択である

臨床結果が同じなら、切開法は口腔前庭切開と歯槽頂切開のどちらを選択すればよいのか？　著者はほとんどのケースで歯槽頂切開を行っている。歯槽頂切開は利点が多い。また、創傷治癒の観点から考察しても、結合組織が密な部分を切開するので、浮腫が極めて少ない（第1部第1章P.18参照）。浮腫が少なければ、患者の不快感を軽減できる。逆に歯槽頂切開の欠点は、やや創部裂開のリスクが大きいことであろう。しかしこのことも、テンションフリーのフラップ（tension free flap）形成と非侵襲的な（atraumatic）手技によりかなり防ぐことができる。頬側からの血液供給を齦頬移行部で遮断する口腔前庭切開に比べて、歯槽頂切開は頬側（唇側）、舌側両方から血液供給されるために治癒がよいという側面もある（Prof. Worthingtonとのpersonal communication, 1998）。

各論的な観点からは、手術部位によって切開時の注意点が異なる。これらについては「応用編」の第1部に詳しいので、そちらを参照のこと。

4. 埋入窩の形成温度
> 骨は47℃以上でオッセオインテグレーションが生じなくなる

乱暴な埋入窩の形成は骨のオーバーヒートを誘発し，オッセオインテグレーションの獲得にネガティブな影響を与える．骨が添加する時に働く酵素としてアルカリフォスファターゼ(alkaline phosphatase)が知られているが，この酵素が不活性化する(denature)温度が約56℃なので，従来，56℃程度が骨細胞再生の閾値(threshold)と考えられてきた．形成外科の分野では，Lundskog(1972)が，30秒間50℃という閾値で骨細胞(osteocyte)が壊死(necrosis)すると述べた．

インプラント外科手術に関する実験では，47℃が骨組織の創傷治癒に関する閾値温度であることが判明した(Eriksson et al, 1983：*Evidence 2-2-2*)．この報告を受け，埋入窩形成時の発熱を最小限に抑えるために低回転(2,000 rpm)でのドリリングを生理食塩水の外部注水下で行うことが推奨されている(Eriksson et al, 1983；1984；Adell et al, 1985)．

Evidence 2-2-2

熱発生による組織損傷の閾値温度：ウサギにおける生体顕微鏡観察
Temperature threshold levels for heat-induced bone tissue injury : a vital-microscopic study in the rabbit. Eriksson AR, Albrektsson T. *J Prosthet Dent*. 1983；50(1)：101-107.

概要：創傷後の骨再生には，埋入窩の形成温度以外にもさまざまな因子が関連するが，本研究では温度以外の誘引を厳格に排除した実験を行った．温熱チャンバー(temperature chamber)を製作し，ウサギを用いて以下のようなグループに実験群を分けた．
グループA：50℃で1分間刺激を与えるもの
グループB：47℃で5分間刺激を与えるもの
グループC：47℃で1分間刺激を与えるもの
　これら3つのグループに対して，それぞれ血管や肥満細胞，骨細胞について，熱刺激を加える前から刺激を与えている間を含め，約1ヵ月後(最長90日後)まで観察した．
パラメータ：生体顕微鏡下における血管，脂肪細胞，骨細胞の観察

結果：50℃で1分間，47℃で5分間の熱刺激を与えたケース(グループA, B)は，損傷を受けた骨細胞は再生せず，吸収を起こし脂肪細胞に変性した．47℃で1分間刺激を与えたケース(グループC)では，脂肪細胞の発生は拡大せずに骨再生が認められた．

臨床への示唆
　この研究からは，47℃で1分間の熱刺激が骨の再生に関する閾値温度であることが示唆された．60℃まで形成温度が上昇すると，1年後にも骨再生が認められなかったとErikssonは述べている．インプラント外科手術時には形成温度を可及的に上げないように注意したい．

臨床への示唆　インプラント外科手術に内部注水は禁忌である

　上記のように，Erikssonら(1984)は，室温の生理食塩水による外部注水下において2,000 rpmの回転数でドリリングした際，埋入窩の形成温度は32℃以内に抑えることができたと報告している．内部注水は一見便利なようであるが，空気を生理食塩水と共に加圧して埋入窩に封入してしまい，それが冷却し塞栓症(air embolism)を引き起こして，これまでに少なくとも4人の患者が死亡したという報告がある(Davies & Campbell, 1990；Girdler, 1994)．よって，インプラント外科手術は必ず室温の生理食塩水による多量の外部注水で行われるべきである．

5. 埋入窩の形成精度
> 条件が整った時の埋入窩の形成精度はかなり高い

インプラントの埋入窩形成の目標は，インプラントが最高の初期固定を得られるように，インプラントと完全に一致した形態に骨を切削することである．しかしながら，臨床的には，狭い口腔内でのドリリング時のブレや，長いバーを使用するために長軸の誤差などが生じ，完全に一致した形態に骨を切削することは困難であるかもしれない．ヒツジの脛骨を用いた動物実験によれば，30％の埋入窩が不適合な形態であったと報告されている（Haider et al, 1993）．

逆に埋入窩形成の精度は高いという報告もある．このことについてはWennerberg（1996）が学位論文の中で興味深い実験を行っている．1匹のオスのニュージーランド白ウサギが病死した時に，ドリリング，タッピングにより10個の埋入窩を形成した．10個のうち4個は左右の大腿骨に2個ずつ，6個は左右の脛骨に3個ずつ形成し，それらの直径を計測した．結果は**表2-2-1**のように，0.04 mm（±0.02 mm）の誤差しか生じなかった．このデータは，同じ外科医が同日に行ったケースであるが，違う部位を選択してあり，異なった骨質に対しても正確な術技を行えばかなりの精度でプレパレーションできることを暗示している．この時の実験で使用したインプラントは，市販のものや実験的に作成されたものであったが，直径の精度が市販品で±0.01 mm，実験品で±0.02 mmであったことから，埋入窩形成の誤差は無視できるとした．

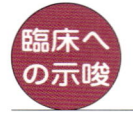

表2-2-1 Wennerbergのウサギを使った埋入窩形成精度の実験結果（Wennerberg, 1996より引用改変）

No.	部位	直径（mm）
1	右側大腿骨	3.14
2	右側大腿骨	3.18
3	左側大腿骨	3.15
4	左側大腿骨	3.18
5	右側脛骨	3.15
6	右側脛骨	3.16
7	右側脛骨	3.17
8	左側脛骨	3.15
9	左側脛骨	3.14
10	左側脛骨	3.17

臨床への示唆　精度の高い形成よりも手術中の状況判断の方が重要である

形成した埋入窩が臨床的にも一定であると仮定すれば，初期固定が得られない時は，宿主サイドの条件（骨質，骨量，部位）が悪い時と考えられる．抜歯窩の治癒を十分に待つ治療計画や，骨質（ここでは骨密度だけではなく，骨の状態を指す）を術中に早期に判断し，プロトコールを変更して細いバーを使用するなどの臨機応変な対処（Friberg, 1999：本章P. 74参照）こそが，さまざまな状況で初期固定を得る重要な方法であるかもしれない．このことはインプラント外科手術を行う臨床家にとって極めて重要な（crucial）ことである．

6. 微小動揺
骨形成に関する微小動揺量にも閾値がある

不適切なドリリングまたは何らかの理由により，埋入窩にインプラントが適合していないと，インプラントと骨の間に大なり小なりのギャップが存在することになる．もしもそのような状況で，骨がインプラント表面まで完全にイングロースする前に荷重されたなら，インプラントと骨の間に何らかの「動き」，すなわち「動揺」が生じるかもしれない(Lekholm et al, 1985 b)．微小動揺(micromovement)は，骨接触を妨げ，軟組織の介入を促してしまう(Branemark et al, 1969 ; Cameron et al, 1973 ; Pilliar et al, 1986 ; Brunski, 1988 ; Goodman et al, 1993)．

しかしながら，骨のイングロースを妨げない微小動揺の閾値も存在するようである(Pilliar et al, 1986 ; Goodman et al, 1993)．Pilliarら(1986)によれば，150 μmの動揺は線維の介入をきたし，28 μmでは骨形成を阻害しないとしている．

> **臨床への示唆** 強固な初期固定でなければオッセオインテグレーションの獲得が不可能というわけではない

意図的に微小動揺を引き起こし，なおかつ，その量を28～150 μmにコントロールすることは不可能である．

微小動揺を恐れるあまり初期固定をきつくしすぎると，骨のネジ形態の微小骨折(microfracture)や，過剰な圧迫による循環障害(虚血：ischemia)が骨壊死を引き起こす可能性がある(図2-2-4)．

逆に，微小動揺により初期固定に失敗したケースでも，仮にそのインプラントがブローネマルクシステムで，カバースクリューを外科用ヘキサゴンドライバーで締め付けた時にインプラントが回転しないようなら，オッセオインテグレーションの獲得に支障はないという経験的意見がある(Prof. Ericssonとのpersonal communication, 1993)(Friberg, 1999：本章P.74参照)．

そのため著者は，現在，経験的なものではあるが，微小骨折のリスクが増大するようなら緩めの初期固定を選ぶようにしている．初期固定については後述する．

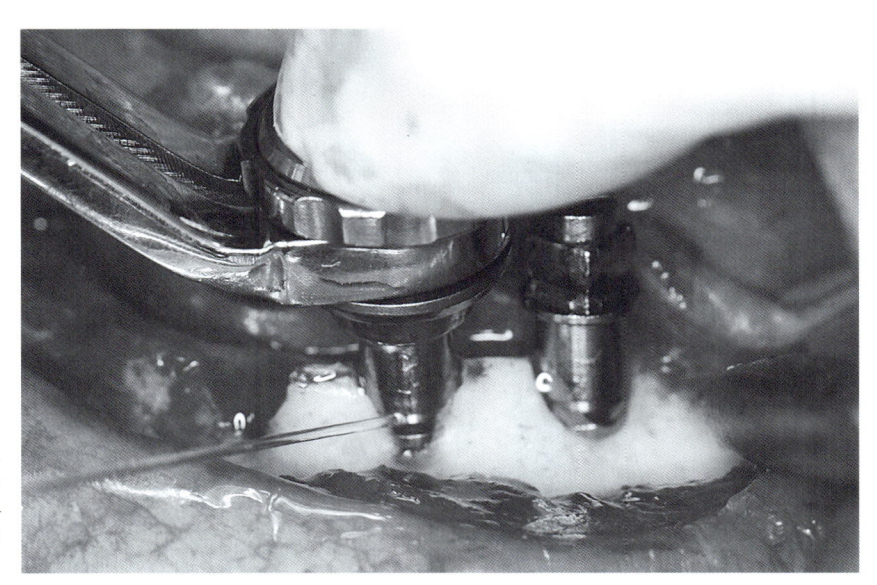

図2-2-4 シリンダー・レンチ(マニュアル・レンチ)による締め付けは，経験を十分に積んだ後でも微小骨折(microfracture)や周囲骨組織の壊死，虚血のリスクから逃れられない．

7. インプラントと骨の適合性
> 初期固定が良好なら骨－インプラント間の多少の間隙は問題ない

オッセオインテグレーションを得るために必要な骨とインプラントとの距離については，さまざまな見解がある(Schatzker et al, 1975；Carlsson et al, 1988；Soballe et al, 1990；Scipioni et al, 1997)．

Carlssonら(1988)は，シリンダータイプの非荷重チタン製インプラントに骨を添加させる骨－インプラント間の間隙は，0.35 mmがボーダーライン(critical gap)であると述べている．Schatzkerら(1975)は，整形外科用のスクリューに関して，1 mmの間隙は骨によって埋まるとしている．逆に，1 mmの間隙のあるインプラントは，隙間なく埋入されたインプラントに比べて，耐えられる荷重が小さく，骨－インプラント接触率も小さくなるとの報告もある(Soballe et al, 1990)．ビーグル犬による実験では，手術時に固定がなされたインプラントであれば，5 mm以上の間隙が骨との間にあっても，荷重されていないインプラントに対しては骨の添加が生じたという報告もある(Scipioni et al, 1997)．

抜歯後即時埋入インプラントの臨床報告では，インプラントと骨の間隙は当然存在したわけであるが，いずれの報告も骨によってほぼインプラント埋入窩が満たされたことが報告されている(Anneroth et al, 1985；Barzilay et al, 1996；Rosenquist & Grenthe, 1996)．

これらのさまざまなデータは，臨床家を混乱させるものかもしれない．骨の再生能力に関して前述のビーグル犬のデータ(Scipioni et al, 1997)を臨床に反映させることが可能かどうかについても疑問が残る．抜歯後即時埋入インプラントの報告に関しても，抜歯窩は骨伝導能などのさまざまな骨添加に関する作用を有するもので，抜歯窩に生じた骨－インプラント間の隙間を，非抜歯窩のインプラント埋入窩のそれと同一に考えてよいものかは不明である．ともあれ，インプラントと骨の間隙は，初期固定が良好であれば，オッセオインテグレーション獲得の失敗に帰するほどの問題はないといえるであろう．

臨床への示唆：下顎前歯部(オトガイ孔間)以外では，原則としてプレタップは行わない

骨の状態によっては埋入窩を正確に形成し，骨と良好な適合性を得ることが困難なことがある．そのようなケース(上顎臼歯部に多い)では，セルフタッピングでインプラントを埋入したり，通法よりも細いバーを使用したりして，ドリリング手法を適応させることが有効である(Lekholm, 1992；Bahat, 1993；Olsson et al, 1995；Venturelli, 1996；Friberg et al, 1997；Friberg, 1999：本章P.74参照)．

Lekholm(1992)は，セルフタップ・インプラントは，プレタップを行った場合よりもインプラントの残存率が高いことを述べ，セルフタップによって初期固定が改善されることが間接的に示されたと述べている．

逆に，Fribergら(1997)は，5年間の前向き研究(prospective study)を行い，プレタップとセルフタップとを比較して統計学的な相違がなかったと述べている．

Bahat(1993)とVenturelli(1996)は，軟らかい骨質の上顎臼歯部においては，ドリリングのプロトコールを変更して初期固定を改善することが重要であると強調し，上顎臼歯部における高いインプラントの残存率を報告している．

現在著者は，下顎前歯部(オトガイ孔間：ZoneI)以外ではほとんどプレタップを行わない．理由は，セルフタップによってどの程度のインプラント生存率が改善されるか具体的にわからないものの，セルフタップの埋入方法に関して，プレタップの方法と比較してネガティブな結果がない以上，良好な初期固定を得られるセルフタップで埋入を行った方がよいと考えているからである．

逆にセルフタップによる埋入が，特に皮質骨に過度の圧迫を与えながら固定を得て，骨内の虚血を引き起こすというリスクがある．Berglundhは(2003, in press)，ラブラドール犬を使用して，強い固定を得た皮質骨の経時的吸収過程を認めた(Prof. Lindheとのpersonal communication, 2003)．

8. バイコーティカル固定とモノコーティカル固定
> 良好な骨質で初期固定が得られればバイコーティカル固定は重要でない

従来,バイコーティカル固定(bi-cortical anchorage)(上顎洞の前壁あるいは洞底部,鼻腔底などにインプラント先端部を固定源として利用すること)がインプラントの初期固定を向上させる有効な選択肢であるといわれてきた(Branemark et al, 1977 ; Adell et al, 1985 ; Bahat, 1993 ; Venturelli, 1996 ; Thrular et al, 1997)(図2-2-5).

Jensenら(1994)は,上顎洞および鼻腔底を貫通させたインプラントが高い成功率を示したと述べているが,Branemarkら(1984)は,5～10年のフォローアップで,上顎洞や鼻腔底を貫通させたインプラントの成功率が71%と,これらを貫通させないインプラントに比べて約10%低下したと報告した.しかしながら,後半の2～5年のやや短期的なフォローアップでは,91%の成功率を示したことから,この結果は学習曲線(learning curve)的な事柄であったかもしれない.もしくは,上顎洞底や鼻腔底を貫通することにより,感染のリスクが高まった可能性も考えられる.

Van Oosterwyck(1998)は,バイコーティカル固定とモノコーティカル固定(mono-cortical anchorage)とを応力-歪み試験で比較した.実験の結果,バイコーティカル固定はモノコーティカル固定に比べて,インプラント全体にわたり,30%歪みを減じることができた.ただし,この効果は骨密度の低いものに限られた.そのため,Van Oosterwyckは骨密度の高いケースに対するバイコーティカル固定の必要性に対する疑問を投げかけている.

Ivanoffら(1996 b ; 2000)は,このバイコーティカル固定とモノコーティカル固定に関して,示唆に富んだ実験を行っている.実験は,ウサギの脛骨に埋入されたインプラントの除去トルク(removal torque)値(Ncm)と骨-インプラント接触(bone-implant contact)量(μm)を6週間後と12週間後に調べた.結果,バイコーティカル固定の方が,6週間後で約3倍,12週間後では約4倍の高い値を示した(図2-2-6).

一方,臨床経過に関しては,15年間の上顎無歯顎患者の追跡研究において,バイコーティカル固定とモノコーティカル固定とをX線写真上で分類して比較した(Ivanoff, 1999 ; 2000).余談だが,これらの患者群は,長期的フォローアップの金字塔になっている,Adellら(1990)の患者群(本章P.62:Evidence 2-2-1 参照)の中からセレクトされたものである.結果,バイコーティカル固定のインプラントが7倍近くの失敗率(バイコーティカル固定:

バイコーティカル固定を上顎洞底部と蝶形骨に求めた症例(図2-2-5)

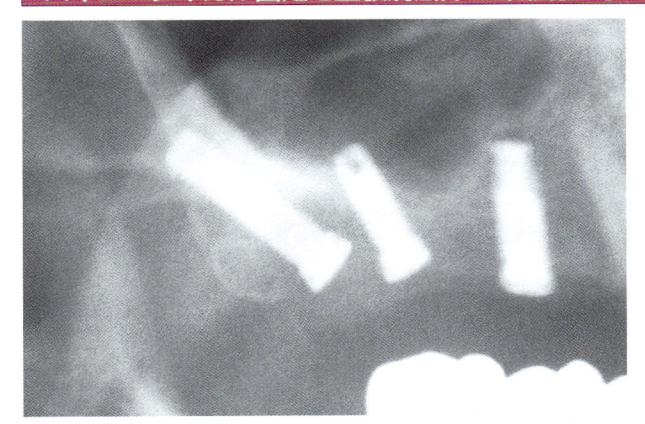

図2-2-5-a　骨量がやや不足し,骨質も軟らかい患者に対するバイコーティカル固定を上顎洞底部と蝶形骨に求めた.

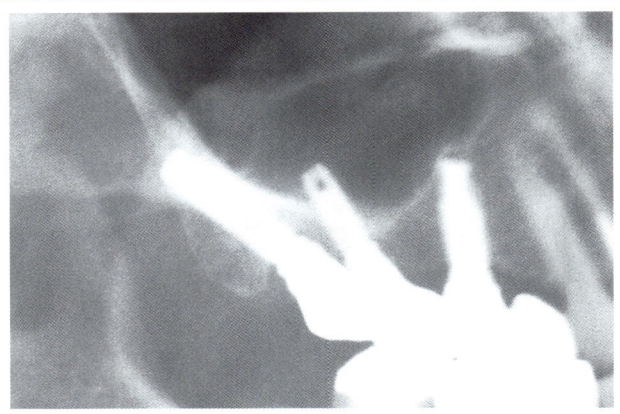

図2-2-5-b　同じ患者の4年後の状態.臨床的には良好に経過している.

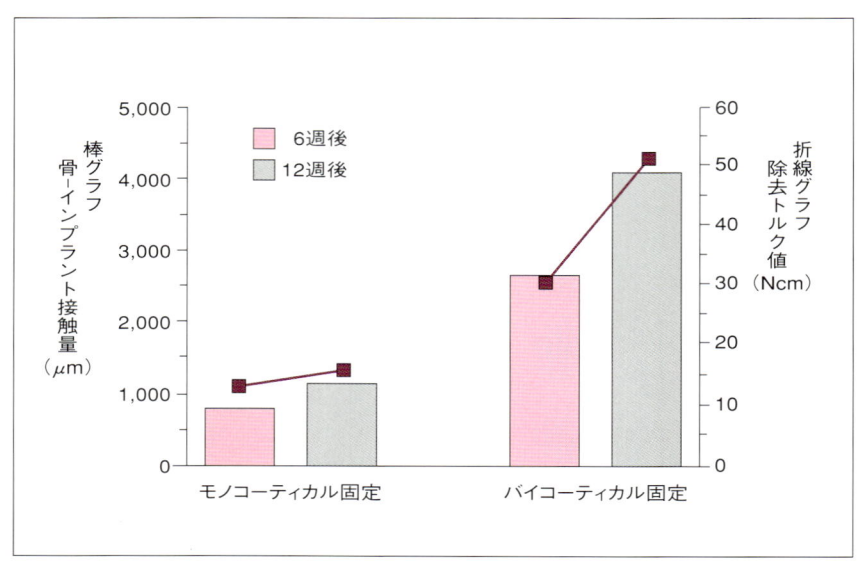

第2部　オッセオインテグレーションの条件—臨床ファクターの分析とそのエビデンス—

図2-2-6　ウサギの脛骨における骨－インプラント接触量と，除去トルク値のモノコーティカル固定とバイコーティカル固定に関する比較．いずれの値もバイコーティカル固定が4倍近い値を示した（Ivanoff et al, 1996 b より引用改変）．

失敗率25.2％，モノコーティカル固定：失敗率3.8％）を示した．バイコーティカル固定に関しては，14本の失敗のうち11本がインプラントの破折であった．この結果からIvanoff（1999）は，バイコーティカル固定がインプラントの破折に影響した可能性が高いと述べている．

このインプラントの破折に関する一つの見解として，JemtとLekholm（1998）は，ウサギによる実験で，モノコーティカル固定のインプラントは補綴物の不適合を骨自体の弾力性によって補償することができたことをあげている．もう一つの見解として，バイコーティカル固定がなされた顎骨の吸収が顕著で，顎間関係が悪化しており，曲げ力（bending force）によって不適切なストレスをインプラントに生じた可能性が考えられる（Ivanoff, 1999）．

インプラントの成功，失敗といったものの他に，臨床的にわれわれが懸念を抱く事柄として，辺縁骨の吸収がある．これに関して2つの固定法に有意差は見当たらなかった．

臨床への示唆　骨が軟らかい時にはインプラントをバイコーティカル固定させた方がよい

インプラントのバイコーティカル固定の必要性について結論は出せない．しかしながら，インプラント埋入時に骨質が悪く（軟らかく），初期固定が困難なようであれば，初期固定を高めるために，バイコーティカル固定を目指すべきである．逆に，骨質がよい（硬い）ようなら，無理にバイコーティカル固定を目指さずともよいということになろう．

著者はバイコーティカル固定を目指すものの，初期固定さえ確保できれば，両者のインプラントの予後に差異はないと考えているので，Van Oosterwyck（1998）が問題提起したように，長いインプラントを利用して無理にバイコーティカル固定を求めていない．一方，骨質不良で（骨が軟らかく）初期固定が弱いようなら，可及的にインプラント先端部を皮質骨に触れさせるか，少量の貫通を目指すようにしている．

本章P.68の臨床への示唆で述べたように，Lindheは皮質骨に対する強い固定源に疑問を投げかけ，バイコーティカル固定は無意味であると考えている（Prof. Lindheとのpersonal communication, 2003）

9. インプラントの固定度の評価法

→ 共振周波数分析は現在もっとも信頼できる評価法である

インプラントの固定度の評価法（assessment of implant stability）として，オッセオインテグレーション獲得後であれば，除去トルクや，引き抜きテストが用いられてきた．しかしながら，手術時の初期固定，さらにその後のオッセオインテグレーションの状態を診査するために有効な臨床的方法としては，非侵襲的な（non-invasive）診査法が必要である．

この非侵襲的な診査法に関して，臨床家が通常用いるのはX線写真診査であろう．X線写真診査の目的は，インプラント周囲の骨に関して透過像の有無を評価したり，辺縁骨の吸収量を計測したりすることである（Meredith, 1998 a）．X線写真診査の問題点は，術中の状態を反映しにくいことや，オッセオインテグレーションについての情報が少ないことである．すなわち，インプラントがオッセオインテグレーションを獲得していなくても，骨吸収をきたすような感染を生じていない限り肉眼的な透過像は現れない．

かつてオッセオインテグレーションの非侵襲的な評価法としてよく用いられた方法の一つに，インストゥルメントの把持部で埋入したインプラントのマウント部を叩いて音を聞くというものもあったが，この方法は客観的な方法とはいえない．

客観的なオッセオインテグレーションの評価法として多くの研究者によって用いられてきたものに，ペリオテスト（Periotest）がある（Olive & Aparicio, 1990 ; Teerlinck et al, 1991 ; Truhlar et al, 1994 ; Mericske-Stern et al, 1995 ; Aparicio, 1997 ; Aparicio & Orozco, 1998）．ペリオテストは，ハンドピースについた金属製のロッドで4秒間に16回の槌打を歯もしくはアバットメント，インプラントに加え，インストゥルメントで接触時間を計測することにより，歯やインプラントの動揺度を－8～＋50までのペリオテスト値（Periotest value : PTV）で評価するものである．

Aparicio（1997）は，Lekholm & Zarb（1985 a）の骨質の分類でいうType-Ⅰ～Ⅲでは，オッセオインテグレーションを獲得したインプラントでPTV －7～0を示し，オッセオインテグレーション獲得に失敗したインプラントでは＋5以上であり，Type -Ⅳでは，同様にそれぞれ－7～＋2，＋8以上であったと報告している．Truhlarら（1994）もペリオテストに関する研究で，Aparicioの結果と同様な結果を報告している．

しかしながら，一見，客観的評価法に思われるペリオテストも多くの問題を抱えている．例えば，アバットメントの長さがPTVに大きな影響を与えること（Teerlinck, 1991），直径の大きな（5.0 mm）インプラントでは，PTVは小さくなり，より固定度を増したように評価されてしまうこと（Aparicio & Orozco, 1998）などである．Meredithら（1988 b）は，ペリオテストの再現性に関する問題は，槌打位置や，ハンドピースの角度により大きな影響がでることが原因であると結語している．

第2部第1章の骨量と骨質のオッセオインテグレーション獲得に対する影響度でも触れたが（P. 48参照），Fribergら（1995 a）は，Johansson & Strid（1994）が提案した，コンピューターによる切削抵抗（cutting resistance）の計測方法を用いて，各インプラントの埋入時の固定度を評価する実験を行った．この方法は，非侵襲的で再現性に優れているが，インプラント埋入時に一度だけしか評価ができないことと，インプラントのセルフタップ能力や，切削インストゥルメントの鋭利度にその評価が大きく影響されることが欠点である．すなわち，この方法は同一のインプラント間でのみ比較検討できるものといえるだろう．

理想的なオッセオインテグレーションの評価法は，可能ならばインプラントの埋入時のみならず，手術前，手術時，インプラントに負荷をかける前や後にも評価できること，アバットメントの長さに影

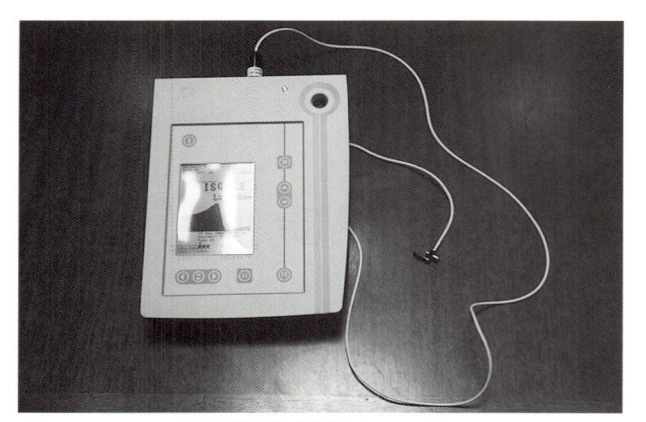

第2部　オッセオインテグレーションの条件―臨床ファクターの分析とそのエビデンス―

図2-2-7-a　共振周波数分析器（Osstell®）.

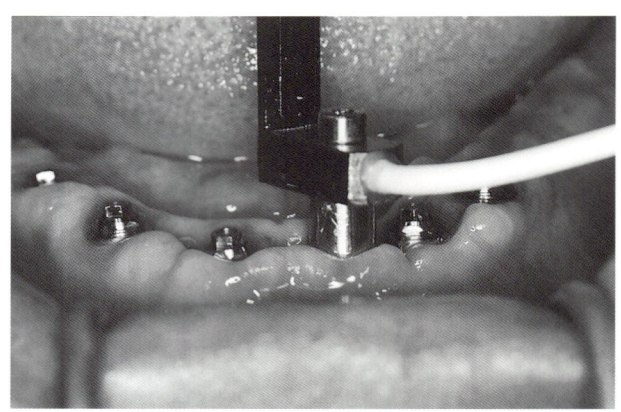

図2-2-7-b　Osstell®でインプラントの共振周波数（ISQ値）を計測しているところ.

響されないこと，異なるインプラント間でも比較可能であることが望まれる．現在，もっともそれに近いと考えられるのが，共振周波数分析（resonance frequency（RF）analysis：RFA）である．この評価法は，インプラントと組織界面の固定度を評価する方法として，Meredithら（1996）によって開発，紹介されたもので（図2-2-7），安定した特定の振動波を発生させ，それによりインプラントに生じる共振反応を測定して周囲組織に囲まれたインプラントの剛性度を評価するものである．再現性，客観性に優れ，インプラントの埋入時期から，治癒期間，補綴終了後に至るまで応用できることから，将来的な評価基準として定着する可能性が高い．

第2部第3章（P.90参照）で，臨床例を提示して述べるが，共振周波数分析器（Osstell®）は，アバットメントのデザインや長さ，各種インプラント間の違いをトランスデューサー（振動変換機：transducer）により補正することで（変換後のインプラント固定係数（implant stability quotient：ISQ）），共振周波数値（RF値）をインプラント手術時のみならず，アバットメント連結後も手術時のインプラントレベルで計測した値と同じ単位で比較できるように開発された．これは臨床的に極めて有用性が向上したといえよう．特に，次章で述べるような即時荷重の判断基準として初期固定度を客観的に記録したい時には有効である．

> **臨床への示唆**　初期固定の評価は熟練した外科医の埋入手術時の判断でもよいが，経過を評価し続けられることが共振周波数分析の最大の利点である

　共振周波数分析器（Osstell®）は，後述する即時荷重の判断基準としてはとても頼りになるものであろう．しかしながら，インプラント埋入に熟練した臨床家なら，経験的な評価とこの装置を使った評価に違いはないという意見もある（Dr. Fribergとの personal communication, 2000）．
　Dr. Fribergはこの装置を用いてさまざまな研究を行ってきたインプラント外科手術の分野でもっとも熟練した外科医の一人である．極めて個人的なことをここに述べることを了承いただければ，著者がこの装置の必要性を彼に問うたところ，「君のようなベテランは埋入時の切削抵抗によって初期固定を判断できるだろう？　それで十分で，それをくつがえす判断をこの装置がするわけではない」ということであった．実験のための客観的な分析器として共振周波数分析器はたいへん優れた装置であるが，本装置は，経験豊富な臨床家の初期固定の判断を否定するものではない．
　しかしながら，この装置は，初期固定が悪いケースでは負荷をかける時期を探ることができる重要な情報を与えてくれるものといえる．とりわけ，即時荷重に関しては，定期的に本来の治癒期間における各インプラントのオッセオインテグレーション状況を調べる意味で共振周波数分析の重要性は高い．

10. 初期固定の必要性

> 初期固定がよくないケースでも治癒期間を延長することでカバーできる

これまでに、初期固定の必要性についてはたびたび触れ、また、微小動揺と骨形成、インプラントと骨の適合性についてもエビデンスを述べた。しかしながら、インプラント埋入手術でよく用いられる「初期固定」とは具体的に何なのか、どの程度必要なのか、仮に初期固定に不安がある場合はどうすればよいのかをここでは考えてみたい。

インプラントの初期固定を考える時、初期固定がインプラント埋入部位の骨質（骨硬度、骨密度）と深い関係があることを忘れてはならない。前述した（第2部第1章 P.49参照）ように、インプラントの最近のフォローアップからは、治癒期間を延長し、埋入手順に細いバーを用いるなどの細かい変更を加えるならば、埋入部位や骨質などに関する、典型的な早期失敗（early failure）パターンは存在しないことがわかった（Friberg et al, 1991；Friberg, 1999）。晩期失敗（late failure）に関しては、上顎の前歯部および小臼歯部において、骨量が限られたものには失敗例が多く認められたが、骨質に関しては有意差が認められなかった（Friberg et al, 1991；1999 a；Friberg, 1999）。

埋入時の切削抵抗は、埋入部の骨密度と深い相関性が認められており（Friberg et al, 1995 a；1995 b）、骨質を推測する大きな情報源であるといえる。また、切削抵抗値や共振周波数値の低いケース（骨密度や初期固定の低いケース）では、治癒期間を長くすることで骨質のよいケースと同様な値を獲得できた（Friberg et al, 1999 b：*Evidence 2-2-3*）。こ

Evidence 2-2-3

上顎インプラントに関する切削抵抗と共振周波数の相関性：20ヵ月間の臨床研究
A comparison between cutting torque and resonance frequency measurements of maxillary implants : a 20-month clinical study. Friberg B, Sennerby L, Meredith N, Lekholm U. *Int J Oral Maxillofac Surg*. 1999 b；28(4)：297-303.

概要：9人の患者の上顎に対して埋入された61本のインプラントに関して切削抵抗値（cutting torque measurements）と共振周波数（resonance frequency：RF）の関連性を調べた。対象は切削抵抗値により3つのグループ（グループ1：軟らかい骨質、グループ2：中程度の骨質、グループ3：密度の高い骨質）に分けられた。

RF値は、インプラント埋入手術時とアバットメント連結時（埋入8ヵ月後）、1年後の検査時（埋入20ヵ月後）に測定した。61本のインプラントのうち30本がType-Ⅳ（Lekholm & Zarb, 1985 a）の軟らかい骨に埋入された。

パラメータ：切削抵抗値、共振周波数値（RF値）、X線診査（周辺骨吸収量）、インプラント生存率

結果：2本がオッセオインテグレーションを得られずに、アバットメント連結時に除去された。軟らかい骨質の部位に埋入されたインプラントは、埋入時の共振周波数が、骨密度が高い部位に比べて有意に低かった。インプラント埋入手術時の切除抵抗値と共振周波数分析には深い相関性を認めた。しかし、経時的に共振周波数の差異は縮まり、20ヵ月後には差が認められなかった（図2-2-8）。

臨床への示唆

骨質が軟らかい時、切削抵抗値は低く、インプラントの初期固定がやや弱くなる傾向がRFと埋入時のトルク値の両方の低下により示された。しかしながら、骨質が軟らかい時は、治癒期間を延長することで骨質が硬いケースと同様な結果が期待できることが示唆された。2つの初期固定評価の相関性が認められたことで、RF値が測定できない環境でも、埋入手術時のトルクによって初期固定の評価が可能であることも示唆された。

Friberg らは、患者の骨質が不良なケースが多かったのに2本しか喪失していないのは、8ヵ月間の治癒期間が理由ではないかと述べた。近年、即時荷重や早期荷重の話題が盛んではあるが、骨質の軟らかい上顎に関して長い治癒期間の有用性を示した本データは非常に重要である。

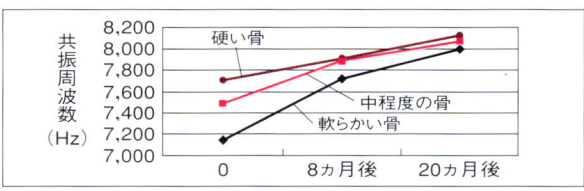

図2-2-8 インプラント埋入後の各骨質における経時的な固定度の変化。

の報告は，ウサギに埋入したインプラントを用いた実験で，除去トルクと組織像を調べた結果，皮質骨に埋入されたインプラントは軟らかい海綿骨に埋入されたものよりも早い時期に強固なオッセオインテグレーションが認められたが，経時的に差がなくなり，やがては同様な強度のオッセオインテグレーションを獲得したことから，治癒期間を長くとることで骨質を克服できるとした報告（Sennerby et al, 1992，第2部第1章 P.48：*Evidence 2-1-2* 参照）を裏付けるものといえる．第2部第1章（P.49参照）で述べたように，Berglundhら（2003, in press）の実験では，初期固定と治癒期間に対する従来のとらえ方に，疑問を投げかける結果が示された．その研究では，初期固定を得ているネジ山の先端部に骨吸収が生じ，血餅が溜まったネジ山の谷間に骨添加が早期に生じた．表面性状が粗面で，ネジ山の谷部が大きく，初期固定の圧迫による虚血部分が少ない方が，血餅保持には好都合で，結果としてオッセオインテグレーションの治癒（獲得）過程に適していることを示唆しているのかもしれない（Prof. Lindheとの personal communication, 2003）．

臨床への示唆　埋入時のトルク値によって治癒期間を変更する

インプラント外科手術の骨質を判断する際，最後の低速回転でのタッピング時，もしくは，最終的なインプラントの埋入時になってから軟らかい骨質を発見したならば，初期固定への対策は限られてくるであろう．その場合，骨形成精度が比較的高いとすれば，骨密度を細いバーを用いている間に注意深く判断し，最終的なバーを直径3 mmから2.7 mmか2.85 mmの細めのバーに変更するなどの臨機応変な対応が何よりも大切になる．このような処置は，経験的および感覚的に行うたぐいのものである．しかし，Friberg（1999）は，学位論文の「臨床への示唆」の項で，初期固定の不良なケースについて表2-2-2に示す治癒期間の延長などを中心とした具体的な対処法を提案している．

表2-2-2 初期固定の不良なケースに対する対処法（Friberg, 1999より引用改変）

ケース1
- トラブル：所定の位置まで埋入された時に20 Ncmにセットした形成エンジンが自動的に止まらない．
- 対処：治癒期間を1～2ヵ月間延長して対応する（上顎：8ヵ月間，下顎：4～5ヵ月間）．

ケース2
- トラブル：カバースクリューをセットする時にマニュアルドライバーでインプラントが少量回転する．
- 対処：このようなケースでもインプラントを除去する必要はない．治癒期間を2～3ヵ月間延長して対応する（上顎：9ヵ月間，下顎：5～6ヵ月間）．

ケース3
- トラブル：インプラント埋入後，インプラントが完全に動揺している．
- 対処①：インプラントを即座に除去し，直径の大きなインプラントを埋入して対応する．
- 対処②：破骨鉗子などで骨片を採取し，埋入窩の壁にパックする．その後，もう一度同じインプラントを埋入する．そして，少し抵抗を感じることができたならば，3～4ヵ月間治癒期間を延長する（上顎：10ヵ月間，下顎6ヵ月間）．

ケース4
- トラブル：上顎臼歯部でしばしば遭遇する骨質（骨密度）が極めて悪いケース．
- 対処①：3 mmのツイストドリルの後，カウンターシンクのショートをインプラントの入り口を形成するためだけに用いて，4.0 mmか5.0 mmのワイドなインプラントを埋入する．治癒期間を固定度に応じてケース3対処②と同様に延長する．
- 対処②：頬舌的に厚みの薄いケースでは，2.7 mmもしくは2.85 mmのツイストドリルを最終拡大バーとして用いて，3.75 mmの標準的な直径のインプラントを埋入する．治癒期間を固定度に応じてケース3対処②と同様に延長する．

11. インプラントの長さと直径
インプラントの長さや直径と成功率の関連性は不明である

短いインプラントの成功率は長いものに比べて低いと報告されてきた(Friberg, 1991；Lekholm, 1992；Lekholm et al. 1994；Roos et al. 1997)．これは，骨吸収が進んでいることと骨質の悪い条件が重なることで，より条件を悪化させていることが原因と考えられている(Ivanoff, 1999)．

Fribergら(1997)は，上顎におけるセルフタップ・インプラントに関する5年間の前向き研究で，直径7.0 mmのインプラントの失敗率が低かった(22本中2本の失敗)と報告した．4.0 mmのインプラントが開発された後，局部欠損症例に対する5年間の前向き研究で，直径3.75 mmのインプラントに対して直径4.0 mmのインプラントの失敗率が低かったこと(3.75 mm：6.7%，4.0 mm：2.7%)が述べられたが，症例数が36本と少ないため，このデータは統計学的に有意な差ではなかった(Lekholm et al. 1994)．

直径が5.0 mmと大きなワイドプラットホーム(WP)インプラントに関する報告としては，BahatとHandelsman(1996)が低い失敗率(平均経過16ヵ月で2.3%)を報告したものがある．直径4.0 mmのインプラントに関しては3.75 mmのものと比較して差がなかった．94本の直径5.0 mmのWPインプラントを調べた他の研究では，累積成功率が上顎で97.2%と高い成績を示したのに対し，下顎では83.4%にとどまった(Aparicio & Orozco, 1998)．Ivanoffら(1999)は，67人の患者の3.75 mm，4.0 mm，5.0 mmの異なる直径のインプラントに関して，3～5年の後ろ向き研究を行った(*Evidence 2-2-4*)．結果は*Evidence 2-2-4*の通り，直径5 mm

Evidence 2-2-4

インプラントの直径の違いによる影響：3～5年間の後ろ向き研究
Influence of variations in implant diameters: a 3-to 5-year retrospective clinical report. Ivanoff CJ, Gröndahl K, Sennerby L, Bergstrom C, Lekholm U. *Int J Oral Maxillofac Implants*. 1999；14(2)：173-180.

概要：直径の違いによるインプラント治療の成績の差異を調べた．67名の患者(16名：無歯顎，51名：局部欠損)に対して299本のブローネマルクシステム・インプラントを使用した(直径3.75 mm：141本，直径4.0 mm：61本，直径5.0 mm：97本)．3～5年間のインプラント生存率を後ろ向き研究の形で記録した．

パラメータ：インプラント生存率，周辺骨吸収量，手術部位，骨質

結果：3.75 mmは95%(134/141)，4.0 mmは97%(59/61)，5.0 mmは82%(80/97)の生存率であった(図2-2-9)．臨床成績がもっとも悪かったのは下顎に対する4.0 mmと5.0 mmのインプラントであった(4.0 mm：84.8%，5.0 mm：73.0%)．周辺骨の吸収はいずれの直径のインプラントもごくわずかであった．部位や骨質によるインプラント生存率に差異は認められなかった．

臨床への示唆

直径の大きなインプラントの成績が悪く，それは下顎において顕著であった．この原因としては，埋入がWPインプラントが使用されていない1990～1993年にかけて行われたので，直径5.0 mmのインプラントのデザインが異なっていたこと，また，学習曲線上の問題，骨質の劣悪さに加えて，このインプラントが，通常の直径のインプラントでは初期固定が不可能であったケースに対するレスキュー用インプラントであったことなどがあげられた．

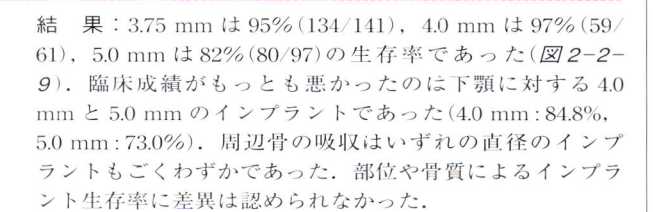

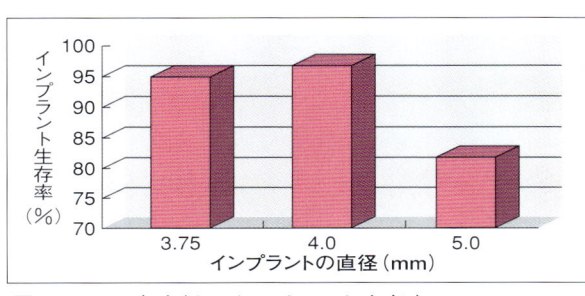

図2-2-9 各直径のインプラント生存率．

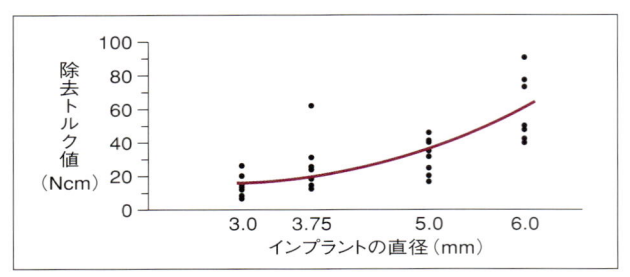

第2部　オッセオインテグレーションの条件—臨床ファクターの分析とそのエビデンス—

図2-2-10　各直径のインプラントと除去トルク（Ivanoff et al, 1997より引用改変）．

mm，5.0 mmの異なる直径のインプラントの臨床成績を報告したが，前述のIvanoffら（1999）の研究とは違い，直径の大きさとインプラントの生存率に差異を認めなかった（*Evidence 2-2-5*）．

インプラントのオッセオインテグレーション状態に関して，さまざまな直径のインプラントの除去トルク（removal torque）を比較した実験データがある（Ivanoff et al, 1997）（図2-2-10）．除去トルクがオッセオインテグレーションの状態（強度）を臨床的にも反映していると仮定するならば，直径の大きなインプラントは大きな意味を持つのかもしれない．

のインプラントが有意に成績が悪かった．

Fribergら（2002）は，特に5 mmの直径のインプラントに焦点を当てた後ろ向き研究で3.75 mm，4.0

Evidence 2-2-5

さまざまな直径のブローネマルクシステム・インプラントにおける臨床成績の比較：後ろ向き研究
Clinical outcome of Brånemark System implants of various diameters: A retrospective study.
Friberg B, Ekestubbe A, Sennerby L. *Int J Oral Maxillofac Implants*. 2002；17(5)：671-677.

概要：3種類の直径（3.75 mm，4.0 mm，5.0 mm）のブローネマルクシステム・インプラントにおける臨床追跡研究（観察期間0.5年〜5.5年間，平均2.8年間）である．99名の患者に植立された379本のインプラント（3.75 mm：146本，4.0 mm：76本，5.0 mm：157本）の生存率を調べた．

パラメータ：インプラントの直径，インプラント生存率，骨量，骨質，部位．

結果：3.75 mm：8/146本（5.5％），4.0 mm：3/76本（3.9％），5.0 mm：7/157本（4.5％），すべての失敗は上顎において認めたが，大半の失敗ケースの骨量はType-Bで，骨質はType-Ⅱだった．

臨床への示唆
臨機応変なインプラント植立手術（an adapted preparation technique）（本章P.74参照）と治療期間の延長により，骨質的に不利とされたType-Ⅳに高い成功率が報告された．インプラント直径や骨質など多くの宿主ファクターは，インプラント埋入手術の状況に合わせて対応するテクニックにより大きく改善されることを示唆しており，臨床家にとって重要な報告である．

臨床への示唆　直径の大きなインプラントには大切な用途があるが，埋入術式や治癒期間の変更を検討するべきである

現在のところ，WPインプラントのような直径の大きいインプラントがオッセオインテグレーション獲得という意味で優れているというエビデンスは少ない．WPインプラントの利点をあえていえば，下顎大臼歯部で初期固定をほとんど得ることができないようなケースにおいて，舌側の皮質骨の部分に固定源を獲得できることであろう．しかしながら，このことは臨床的に非常に大きな意味を持っている．ようするに，レスキュー用のインプラントとして直径の大きいインプラントは大きな役目を果たし，下顎大臼歯部の単独歯用インプラントとしては特に有用であるといえる．

インプラントの成功率という意味で，直径の大きいインプラントが劣っているという報告が上記の通り複数なされてきたが，これらの報告ではFribergら（2002）のように，ドリリングのプロトコールを変更したり，治癒期間を延長する処置を検討したりしてみるべきだったかもしれない．骨などの条件に関しても，統一されたデータはないが，これらのアプローチを用いるならば，直径の大きいインプラントのよりよい結果が期待できるであろう（Ivanoff, 1999；Ivanoff et al, 1999）．

12. インプラントの必要本数

インプラントの必要本数は意外に少ない

インプラントの必要本数(necessary numbers of supporting implants)は，臨床家が常に考えさせられる問題である．特にインプラント治療を始めたばかりの頃は，失敗を恐れて多くのインプラントを埋入しがちであろう．

Rangertら(1995)は，インプラントの破折は，主に1本あるいは2本のインプラントで支持された臼歯部の補綴物において，ブラキシズムなどのベンディングさせる荷重を過剰に受けることにより生じると述べている．Lekholmら(1994)は，3本以上のインプラントによって支持された補綴物は2本のインプラントによって支持された補綴物に比べて，統計学的に明らかに成功率が高いと報告している．Branemarkら(1995)は，上下顎無歯顎患者において，4本のインプラントにより支持されたクロスアーチ・フルブリッジは，6本のインプラントによる支持のものと比べて同程度の成功率を示したことを報告した．このデータは，各インプラントの成功率を比較したものなので，6本支持によるインプラント患者は4本支持の患者に比べて1.5倍の偶発症に遭遇するといえるかもしれない．

これらの報告は，埋入するインプラントは多い方がよいか，少ない方がよいかという観点では矛盾しているように思えるが，補綴物の大小にはさほど関係なく，1本あるいは2本のインプラントによる支持の場合は補綴物に回転力が生じやすく，4本以上では，もはやインプラントを増やしても効果はないと考えるべきであろう．

臨床への示唆 　多すぎるインプラントより適切な位置に埋入された少ないインプラントの方がよい

著者もインプラント治療を始めたばかりの頃は，万一失敗した場合を考えて，つい多くのインプラントを埋入し，場合によってはスリーピングにする傾向があった．しかしながら，10年以上経過したケースが増えてきた現在，これらのケースを見直してみると，スリーピングにしたインプラントを掘り出して再利用するケースは極めてまれであった．

かつて著者が所属していたUppsala大学口腔外科では，下顎無歯顎のケースに対しインプラントは4本しか埋入していなかった．これに対して著者は，最初の頃はなんとなく不安になったが，長期症例を見ているうちに，エビデンスと臨床が一致していることに納得して下顎無歯顎のケースには4本のインプラントを埋入することが多くなった．

力学的な解析を行うと，インプラントは適切な部位に埋入されれば，5本以上のインプラント埋入が4本のインプラントを埋入した場合より有利になることはないという(Dr. Brunskiとのpersonal communication, 1998)．

現在著者は，多くの下顎無歯顎ケースで，インプラントを5本埋入している．上顎でも5本ないし6本で対処している．インプラントを多数本埋入する問題は，清掃性を阻害するだけではない．多数本埋入するために適切な位置へのインプラント埋入が困難になることや，多すぎるインプラントによる骨内の血流阻害が懸念される(図2-2-11)．

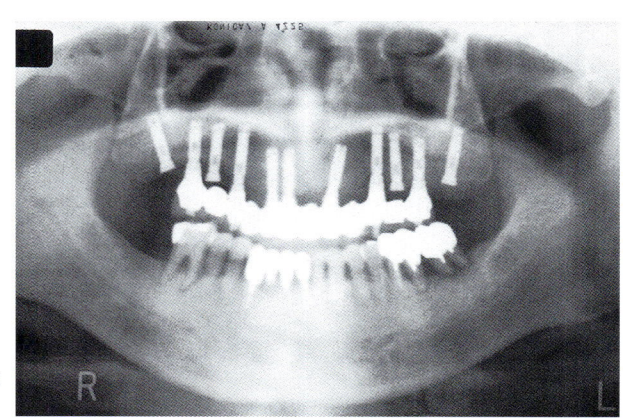

図2-2-11　このような多数のインプラントは不用であり，リスクを増加させるだけであると考えられる．

13. インプラントの埋入方向
インプラントを傾斜埋入しても成功率は変わらない

吸収が進んだ顎骨(atrophic jaw)へのインプラント埋入は困難なケースが多いが,インプラントを意図的に傾斜させて埋入することで,骨移植のような侵襲度の高い処置を避けることが可能になることも多い.

傾斜埋入により補綴物の延長部(カンチレバー部:cantilever)を縮小させることも可能である.また,生体力学的見地からも,上部構造のカンチレバー部を短くすることにより,辺縁骨の吸収やコンポーネントの機械的トラブルに関して有利であるとされている(Naert et al, 1992).カンチレバーが15.0 mmか,それ以下の上部構造物に関しては,15.0 mm以上のものよりも予後が良好であったという報告もある(Benzing et al, 1995).

Balshiら(1997)は,角度付アバットメントを装着したインプラントと通常のアバットメントを装着したインプラントの失敗率を比較し,統計学的な違いは認められなかったと述べた.角度付アバットメントは埋入角度が不適切なケースで用いられるため,この結果から埋入方向の良否とインプラントの成功不成功は相関性が薄いことが示唆された.Krekmanovら(2000)は,5年間の臨床追跡研究で共に興味深い報告を行っている.傾斜埋入されたインプラントは側方力が加わることから,生体力学的に不利と考えられてきたが,数本のインプラントにより連結支持されたインプラントの生体力学的な分析により,垂直的に埋入されたインプラントに比べて差異がないことがわかった.この論文では,力学的な解析を行ったのが一症例のみであり,再現性には疑問があるかもしれないが,インプラントの5年間のフォローアップによって傾斜埋入が生存率に問題を生じないことと,補綴物のカンチレバー部分を短縮でき,骨造成を避ける範囲が拡大可能である点で重要な報告である.Aparicioら(2001)も同様な臨床成績を上顎に関して報告している(表2-2-3)

表2-2-3 上顎に傾斜埋入されたインプラントの予後に関する2つの報告

Krekmanov et al, 2000

	傾斜埋入インプラント			非傾斜埋入インプラント		
観察期間(年)	インプラント本数(本)	失敗本数(本)	累積成功率(%)	インプラント本数(本)	失敗本数(本)	累積成功率(%)
0〜1	40	0	100	98	0	100
1〜2	40	0	100	98	2	98
2〜3	36	0	100	86	0	98
3〜4	24	1	95.7	63	3	92.5
4〜5	16	0	95.7	43	1	90.2
5〜	5	0	95.7	18	0	90.2

Aparicio et al, 2001

	傾斜埋入インプラント			非傾斜埋入インプラント		
観察期間(年)	インプラント本数(本)	失敗本数(本)	累積成功率(%)	インプラント本数(本)	失敗本数(本)	累積成功率(%)
0〜1	41	2*	95.2	54	3†	95
1〜2	27	0	95.2	37	2††	91.3
2〜3	25	0	95.2	31	0	91.3
3〜4	17	0	95.2	19	0	91.3
4〜5	13	0	95.2	15	0	91.3
5〜6	12	0	95.2	13	0	91.3
6〜7	9	0	95.2	8	0	91.3

＊機能的には成功していたが,最初の周辺骨吸収が大きかったので,Albrektssonら(1986)の成功基準により「生存」として,成功率からは除外した.
†＊と同様なものが1本含まれる.
††＊と同様なものが2本含まれる.

第2章 術者ファクターとエビデンス

> **臨床への示唆** より多くの皮質骨の利用をねらって，インプラントを意図的に傾斜するケースがある

　骨吸収が進み，埋入するのに十分な骨量を垂直的に確保できないケースには日常臨床で頻繁に遭遇する．骨造成は，自家骨を使用する限り外科手術による侵襲部位を増やし，骨採取（ドナー）部位に疼痛や機能障害などを生じさせるリスクがある．また，治療期間の延長も避けられない場合が多い．

　傾斜埋入により骨造成を必要としないインプラント埋入は，臨床的に極めて有意義である．前述した利点の他にも，皮質骨をより多く固定源として利用できることも意義深い（Krekmanov et al, 2000）．この理由は，傾斜埋入が必要なケースは一般に骨吸収が進んでいるだけでなく，骨質も不良なケースが多いからである．このようなケースには著者も意図的に傾斜させて埋入することが多い．また，上顎の小臼歯部へのインプラント埋入は，上顎洞を避けて上顎洞前壁の皮質骨を利用するために，日常的に傾斜埋入を行う（図2-2-12～15）．ただし，傾斜埋入も注意深く行うべきで，特に遠心に傾斜させる場合には，補綴時のドライバーの手技に問題を生じてしまうため，補綴時に必要な顎間距離を頭に入れて埋入手術を行う必要がある．また，審美性にも注意を払うことを忘れないようにする．

上顎における傾斜埋入の模式図（図2-2-12）

　傾斜埋入を行うことにより，上顎では骨量を有利に利用できるだけでなく，骨造成なしには埋入が不可能な症例に対しても埋入を可能にすることができる．

　下顎では，傾斜埋入により補綴物の延長部が短くできることで，力学的見地から有利な上部構造が製作可能になる（図2-2-12）．

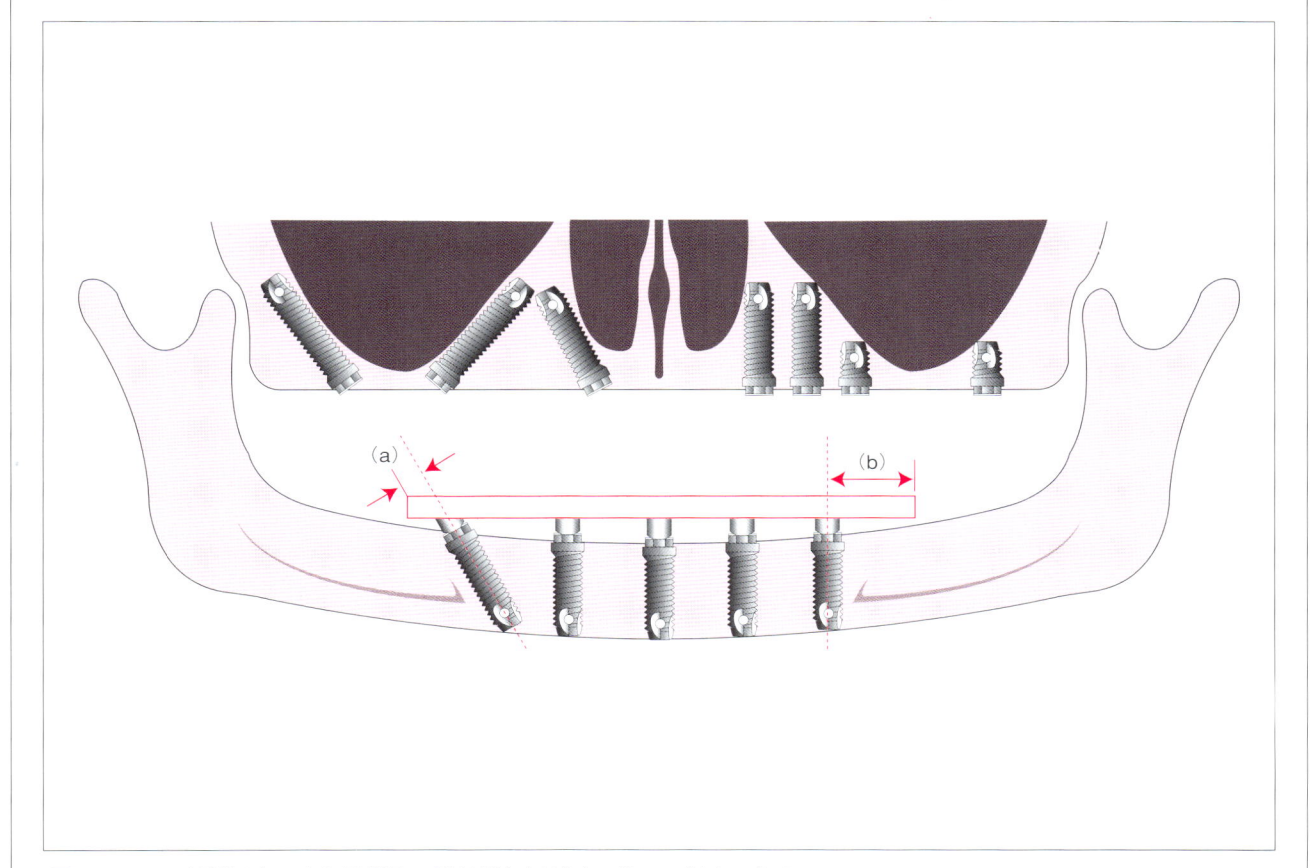

図2-2-12　傾斜埋入により補綴物の延長部(a)が(b)に比べて短くできる．

第2部　オッセオインテグレーションの条件—臨床ファクターの分析とそのエビデンス—

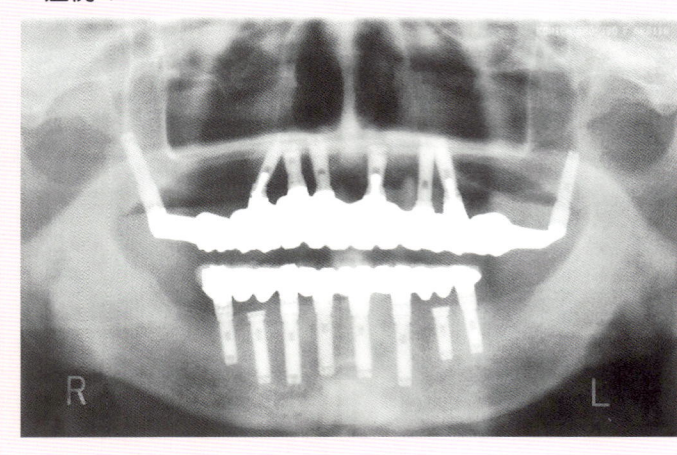

傾斜埋入症例（図2-2-13〜15）

● 症例1 ●

図2-2-13　上顎洞底が両側共に歯槽頂付近に位置し、骨質がType-Ⅳであったことから、傾斜埋入によりインプラントの長さを獲得し、蝶形骨に固定源を求めた症例．術後5年経過．上顎洞前壁の近心に埋入されたインプラントも、左右両側共に遠心へ傾斜埋入してインプラントの長さを得た．

● 症例2 ●

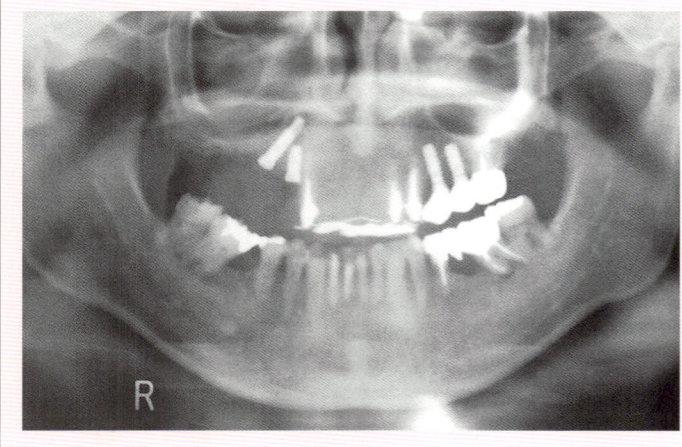

図2-2-14　他院から右側上顎臼歯部へ埋入手術のみ依頼を受けた症例．傾斜埋入により遠心への延長を最小限にすることを目指した．こうしたケースでは、傾斜埋入する方を長くした方がよいと著者は考えている．上顎結節部は試験的にラウンドバーでプロービングしたところ、多房性の上顎洞で埋入可能な骨量が存在しなかった．

● 症例3 ●

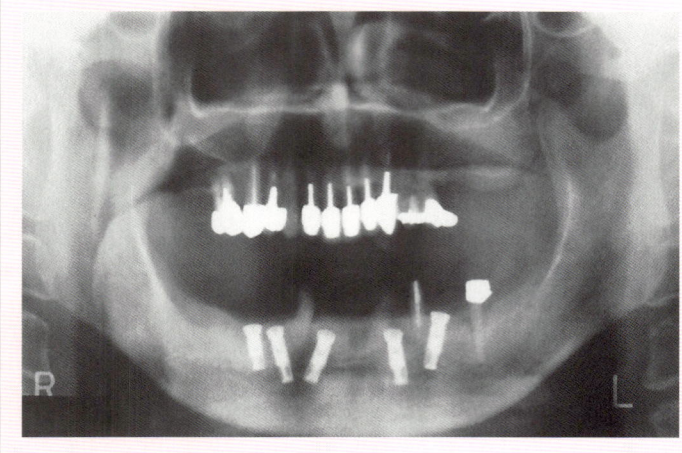

図2-2-15　下顎における傾斜埋入の症例．人工サファイアが下顎右側臼歯部に植立されていて（除去済み）．左側にも要抜歯の人工サファイアインプラントが存在していることから、傾斜埋入により延長ブリッジの短縮を図った．正中部は清掃不良な補綴を避けるために、植立手術途中で埋入しないことにした．下顎の歯は治癒期間用のプロビジョナル用で、二次手術後のテンポラリーブリッジ装着時に抜歯予定とされた．

14. ネジ山の露出

→ ネジ山の露出は初期固定さえ得られるなら，インプラントの予後に影響は少ない

ネジ山が骨外に露出したインプラントは，放置すれば軟組織の炎症や辺縁骨の吸収，さらにはインプラントの失敗を引き起こすことが懸念され，骨造成のような再生技術を応用する必要があると考えられてきた（Sennerby & Roos, 1998）．Lekholmら（1996）は，マージン部やインプラントの中央部にネジ山の露出したケース（図2-2-16）を5年間のフォローアップを行い，差異がないことを報告した．

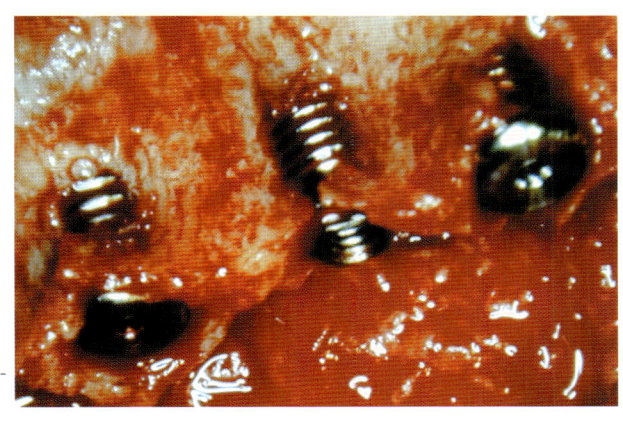

図2-2-16　埋入手術時にネジ山が露出した症例（Nobel Biocare社のご厚意による）．

臨床への示唆　ネジ山が露出したケースの良好な予後にはプラークコントロールが必要不可欠である

Lekholmら（1996）は，「実験に参加した患者のすべてが，プラークコントロールが十分なレベルであった．もしもプラークコントロールが不良であったなら，プラークや歯石がインプラントの露出したネジ山に蓄積して炎症を生じたであろう」と述べている．しかし，この報告は，Lekholmらの対象とした患者に1人もそうした患者がいなかったことに注意しなければならない．

プラークコントロールに関しては，付着粘膜が存在しなくても存在した場合と同レベルのプラークコントロールが可能であったという報告もある（Wennström et al, 1994）．

これらをまとめると，インプラントのネジ山が露出してもプラークコントロールが良好な条件下では，付着粘膜の有無に関係なく問題は生じないということになる．著者は現在，インプラントのネジ山の露出に関しては特に対応はせず，観察のみ行っているが，そうした部位にトラブルを生じた経験はない．

第2部　オッセオインテグレーションの条件—臨床ファクターの分析とそのエビデンス—

> **臨床への示唆**　露出したネジ山に骨造成を行ったりメンブレンを置くことで感染のリスクが増大する

インプラントのネジ山の露出に対して，骨造成を移植骨やメンブレンなどを利用して行うことには，血流阻害を生じる可能性があり，感染のリスクファクターとなりうる（Becker et al, 1994；Dahlin et al, 1995）（図2-2-17）．それを考えれば，患者にはプラークコントロールを徹底させ，何も処置しないことの方がよい．著者自身，移植骨をネジ山が露出した部位に置いて感染が生じたトラブルを数ケース経験している．外科手術中に採取した骨砕片を用いて嫌気性培養を行うと，大量の菌が培養される（図2-2-18）．

メンブレンを装着してから，創の裂開，感染が生じる様子（図2-2-17）

メンブレンによる骨造成は，メンブレンの存在自体により血液供給を遮断することが治癒を遅延させ，創の裂開を引き起こし，感染リスクを増加させる．メンブレンの内側に骨片を置くことも血流阻害の一因かもしれない．

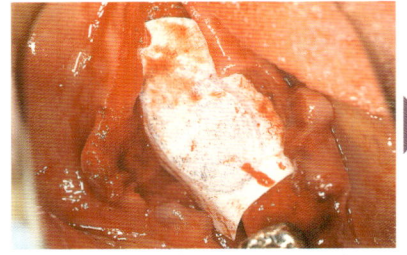

図2-2-17-a　埋入したインプラントのネジ山が骨の裂開から大きく露出した部分に自家骨を置き，メンブレンで覆ったところ．

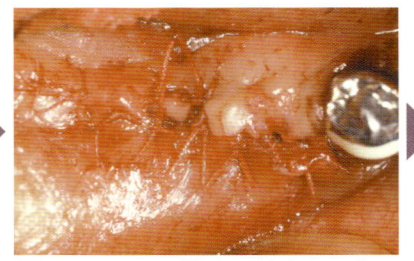

図2-2-17-b　緊密に縫合したところ．

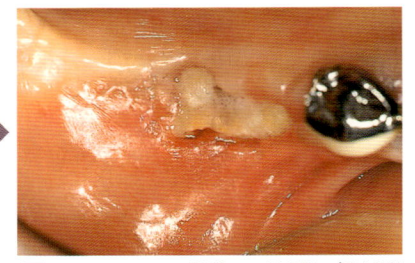

図2-2-17-c　術後20日頃に創が開窓し，メンブレンが露出して感染が生じた．

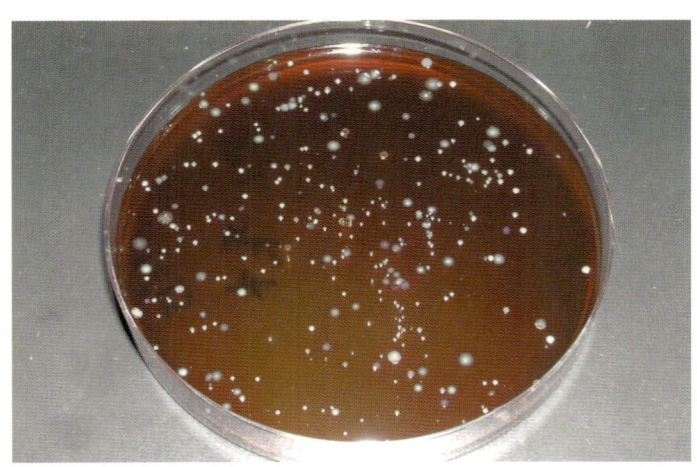

図2-2-18　インプラント一次手術中に，骨を採取する装置をサクションに装着して骨片を集め，嫌気性細菌用の培養を行った．唾液を吸収しないように注意した創面専用のサクションで収集した骨片さえも，多くの細菌に汚染されていることがわかる．

15. 抜歯窩への即時埋入

→ 抜歯後即時埋入は歯周病患者には避けた方がよい

抜歯窩への即時埋入(immediate installation into extraction socket)に関しては，ポジティブな結果が報告されている(Tolman & Keller, 1991；Becker et al. 1994；Gomez-Roman et al. 1997；Fugazzotto 1997)．しかしながら，歯周病により，抜歯した部位に即時埋入を行ったインプラントは失敗率が他の場合に比べて有意に高かったという報告がある(Rosenquist & Grenthe, 1996)．

臨床への示唆 抜歯後即時埋入は感染リスクが高く，埋入の深さがわかりにくい

著者は現在，原則的にインプラントの抜歯窩への即時埋入を行っていない．抜歯窩は第1部第2章で述べたように(P.28参照)二次治癒であり，感染リスクが高いことが最大の理由である．そのうえインプラントの適切な埋入の深さが判断しにくいという問題もある(図2-2-19)．

抜歯の理由は重要である．抜歯が必要であった以上，感染が存在する可能性は高いので，抜歯後の即時埋入はリスクが高い．抜歯後8週間待てば感染リスクはほとんどなくなり(第1部第2章P.28参照)，安心して手術できるようになる．

次章の即時荷重の項でも述べるが，Brånemarkらによるブローネマルク・ノヴァムでの失敗は，抜歯後即時埋入のものに多いという(Branemark Osseointegration Center Head QuarterのDr. EngstrandとのPersonal communication, 2001)．スイスの補綴医からも同様な結果が報告されており(Glauser et al. 2001)，このことは治癒過程の問題から引き起こされた感染が主要な理由であろう(Prof. SennerbyとのPersonal communication, 2001)（第1部第2章P.28参照）．結論として著者は，抜歯後即時埋入は可及的に避けた方がよいと考えている．

抜歯後即時埋入症例（図2-2-19）

図2-1-19-a　図2-2-19-b

図2-2-19-a　上顎左側臼歯部に残根が認められる．

図2-2-19-b　インプラントを抜歯後即時埋入した．深く埋入を行い，抜歯窩の間隙を骨片で満たしているのが認められる．

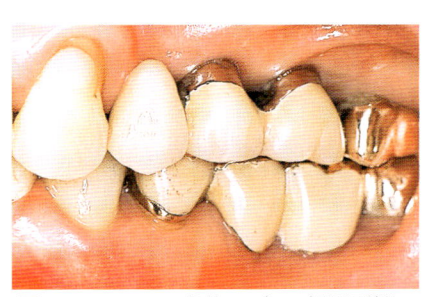

図2-2-19-c　術後11年の頬側面観．

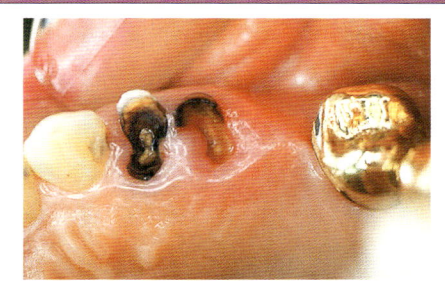

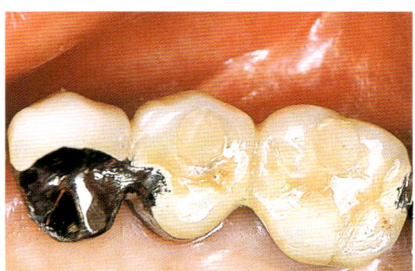

図2-2-19-d　術後11年の咬合面観．かなりの咬耗が認められる．

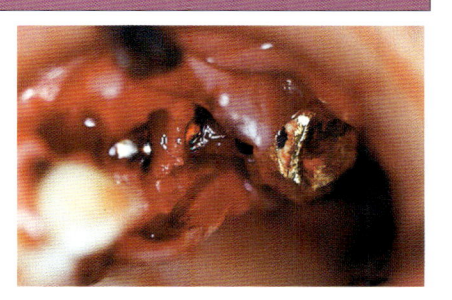

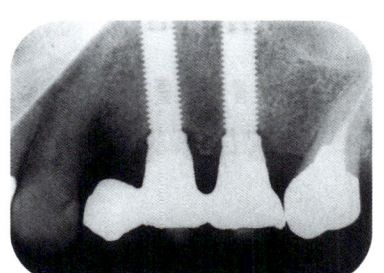

図2-2-19-e　術後11年の口腔内X線写真．経過は良好である．しかしながら，上欄の臨床への示唆で述べた理由で著者は現在，抜歯後即時埋入をほとんど行っていない．

第3章

治癒期間の荷重

オッセオインテグレーテッド・インプラントは，初期の臨床追跡研究(clinical follow-up study)発表時から，インプラント埋入手術後の治癒期間として3～6ヵ月の期間を設定してきた(Brånemark et al, 1977)．Albrektsson(1981)は，オッセオインテグレーション獲得の条件として6つの要素について言及し，その中で埋入後に適切な非荷重治癒期間を設定することが，オッセオインテグレーション獲得のための重要な要素であると述べている．この非荷重治癒期間は，患者は旧義歯を装着するか，補綴物なしで生活をすることになる．インプラント埋入手術後の顎堤における旧義歯の装着は，患者に不快な生活を強いる場合が多い．また，術者サイドにとってもこの期間の義歯の調整は困難なことが多く，リリーフが不足した義歯床の刺激で生じた，カバースクリュー上の粘膜穿孔による感染発生のリスクも皆無とはいえない．

この治癒期間を少しでも短縮する，あるいはなくすこと(早期荷重と即時荷重)は，患者，術者サイド双方にとって強い願望であり，これまでさまざまな研究がなされてきた．そしてBrånemarkら(1999)が，ブローネマルク・ノヴァムと名づけられた埋入手術同日に最終補綴物を装着するシステムの臨床追跡研究を発表するに至って，これまでの非荷重治癒期間の必要性が疑われるようになった．しかしながら，治癒期間の問題は，インプラントの初期固定との関連性や骨質などにも左右されることが仮説的に考えられる．

本章では，文献考察と共に，埋入手術後即時荷重を行ったインプラントの臨床を，共振周波数分析(resonance frequency analysis：RFA)によって評価し報告する．また，究極的な即時荷重の新システムであるブローネマルク・ノヴァムについても紹介する．

1. 1回法と2回法
→ フォローアップでは1回法と2回法の成功率に差異はない

1回法(one stage technique, non-submerged implant)とは，インプラントを埋入後，粘膜を貫通して口腔内に露出しておく方法を指す．2回法(two stage technique, submerged implant)とは，インプラントを埋入後，粘膜(骨膜)下におき，オッセオインテグレーション成立までの間，口腔内と隔離しておく方法を指す．この2回法が提唱された理由は，オッセオインテグレーションを獲得するまでの間の荷重を防ぎ，上皮のインプラント表面へのダウングロースを抑え，感染のリスクを最小限にするためである(Brånemark et al, 1977；Ivanoff, 1999)．

Ericssonらの1回法と2回法の比較を行った非荷重時の動物実験では，軟組織の創傷治癒に組織学的差異を認めなかった(Ericsson et al, 1996)(図2-3-1)．また，臨床研究においても，下顎無歯顎の5年間の前向き研究において，1回法と2回法との間に生存率の違いはなかった(Ericsson et al, 1994；1997：Evidence 2-3-1)．

これらの結果から，1回法インプラントは初期に懸念されたような感染リスクは少なく，予期せぬ荷

第3章 治癒期間の荷重

Ericssonらによる1回法と2回法の比較実験（図2-3-1）

図2-3-1-a｜図2-3-1-b

図2-3-1-a　ラブラドール犬に通法に従いインプラントが埋入された．
図2-3-1-b　インプラント埋入直後にアバットメントを連結し，1回法（粘膜貫通型）インプラントとして創が閉鎖された（図2-3-1-a，b共にMalmö大学，Ericsson教授のご厚意による）．

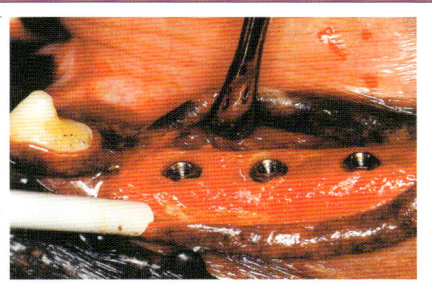

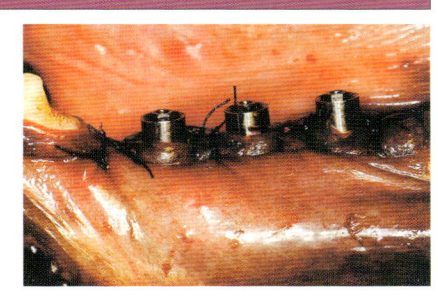

Evidence 2-3-1

1回法と2回法インプラントの臨床的および放射線学的特徴－5年間の追跡研究－
Some clinical and radiographical features of submerged and non-submerged titanium implants: a 5-year follow-up study. Ericsson I, Randow K, Nilner K, Petersson A. *Clin Oral Implants Res*. 1997;8(5):422-426.

概要：11人の患者を対象に，1回法と2回法インプラントを各患者の口腔内を左右に分割して（split-mouth technique）それぞれ埋入し，上部構造装着後5年後まで比較した．

パラメータ：PTV（ペリオテスト値：第2部2章 P.71参照）によるインプラント固定度，周辺骨吸収量（X線診査），ゴールドスクリュー・アバットメントスクリューの緩みの発生，細菌性プラークの蓄積，インプラントのチタン表面の露出

結果：すべてのパラメータにおいて，1回法と2回法インプラントに差異はなかった．

臨床への示唆

この臨床研究は，図2-3-1にあるラブラドール犬を用いた動物実験（Ericsson et al, 1996）を受けた臨床研究である．本研究から，下顎のオトガイ孔間においては，インプラント埋入手術直後に粘膜を貫通する1回法インプラントは，2回法インプラントと同様な結果が期待できることが示唆された．これは動物実験の結果を裏付けるものであった．著者も下顎のオトガイ孔間におけるインプラントのケースで，即時荷重を行わない患者に対しては1回法を頻繁に用いるようになっている．注意することは，植立手術と同時にヒーリングアバットメントを装着するのだが，治癒期間に義歯による干渉がヒーリングアバットメントの緩みを誘発することがあり，ジグリングフォース（jiggling force）をインプラントにかける可能性があることである．

重に注意すれば臨床的に問題は生じないと考えられる（Buser et al, 1997）．その理由は，1回法インプラントが手術後のごく初期ではインプラント自体がドレーンとして機能し，数日間経過した後は材質上の生体親和性から軟組織との封鎖が生じるということであろう（Prof. Lindheとのpersonal communication）．

臨床への示唆　1回法は感染リスクがそれほど大きくなるわけではない

1回法の利点は，手術回数を減らせることである．欠点は，オッセオインテグレーションを阻害するような早期の荷重や感染のリスクであろう．しかしながら，惹起される荷重は症例を選び，バイトスペースを大きくとることでかなりリスクを減らすことができる．また，感染の問題に関しても，インプラント埋入手術後初期ではドレーンとして機能し，1週間を過ぎれば材質上の生体親和性から軟組織との封鎖が生じるため，通常は大きなリスクとはならないと考えられる（Prof. Lindheとのpersonal communication, 2003）．そう考えると，むしろ欠点は審美的なものかもしれない．その他の問題として，1回法のインプラントは，マージン設定の変更が困難なために，粘膜の退縮などに対応しにくいことがあげられる．

荷重を避けるという意味では，臼歯部に2回法を用いることも有効であろう．著者は本来2回法であるブローネマルクシステムを使用しているので，原則的には2回法を用いているが，例外的に1回法を用いる場合は，下顎前歯部（オトガイ孔間：Zone I）に用いている．また，2回法を計画していたが，手術後にカバースクリューが露出してしまったようなケースでは，ヒーリングアバットメントを装着して，1回法的に術式を変更することもある（図2-3-2：次頁）．

2. 埋入後のカバースクリューの露出と辺縁骨吸収量

➡ カバースクリューがすべて露出した時は骨吸収がかえって少ない

　LekholmとZarb（1985）は，インプラント埋入手術後6週間以内にカバースクリューの口腔内への露出が認められた場合は，程度を問わず穿孔部を切除し，フラップを伸展させ再縫合するように述べている．これは感染を恐れてのことである．Nobel Biocare社のブローネマルクシステムの外科マニュアルにも同様のことが記載されており，6週間を過ぎればそのまま放置してよいとされている．

　しかしながら，荷重をかけない状態での粘膜貫通型インプラント（unloaded non-submerged implants）は，オッセオインテグレーションの成功（Ericsson et al, 1994；1997）のみならず，骨縁の吸収程度も2回法タイプのインプラントと差がないという報告がある（Cochran et al, 1997；Hermann et al, 1997）．

　Talら（2001）は，2回法のインプラントを使用し，埋入後6〜8週間後にカバースクリューの露出度合いによって分類した各インプラント周囲辺縁骨の吸収を比較検討した．結果，口腔内に露出しなかったインプラントをコントロールとして比較したところ，カバースクリューが完全に露出したものはほとんど吸収量に違いがなく，露出の大小にかかわらず一部露出したものは骨吸収の度合いが大きかった．

臨床への示唆　カバースクリューの一部が露出した時は，カバースクリュー上部の軟組織を除去する

　インプラント埋入手術後のカバースクリューの露出は，2回法のインプラントを日常的に行う臨床家が比較的頻繁に遭遇する偶発症である．

　Talら（2001）は，少しでもカバースクリューの露出が認められた時は，可及的すみやかにカバースクリュー上部の軟組織を除去することを勧めている．

　著者は同様のケースで，ヒーリングアバットメントを装着することも多い．この理由は，一種のドレーン化を図ることができること，清掃が容易になること，感染のリスクが減ることが考えられるためである（Dr. Rosenquistとのpersonal communication, 1998）（図2-3-2）．しかしながら，ヒーリングアバットメントを装着した場合は，咀嚼時に何らかの力が加わるためか緩みが出ることがあり，粘膜の炎症，オッセオインテグレーション獲得前の荷重などに注意が必要な部分もある．

治癒期間中のカバースクリュー露出症例（図2-3-2）

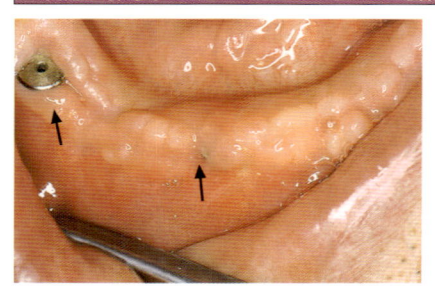

図2-3-2-a　一次手術後の治癒期間において，口腔内にカバースクリューの一部が露出した（矢印部）．

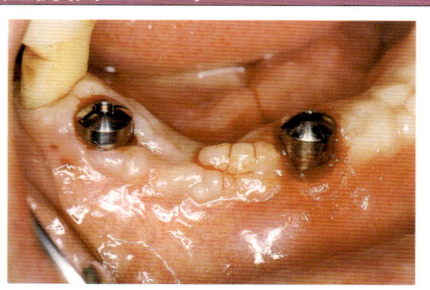

図2-3-2-b　粘膜を切開（パンチング）し，ヒーリングアバットメントを装着した．

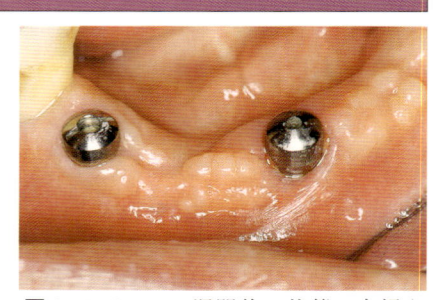

図2-3-2-c　1週間後の状態．良好な治癒がうかがえる．

3. 早期荷重と即時荷重

> 早期荷重と即時荷重は生物学的にはまったく意味が異なる

　ここでは，インプラント埋入手術後，同日に補綴物を装着して荷重をかけるものから，直後に印象採得を行い，2～3週間後に補綴物を装着するものを即時荷重（immediate loading）とする．これに対して，早期荷重（early loading）は，治癒期間を短縮すること，すなわち下顎では3～4ヵ月，上顎では6ヵ月とされるBrånemarkら（1977）の治癒期間の設定に対して，例えば下顎で2ヵ月，上顎で4ヵ月のように期間を短縮することを指すことにする．

　即時荷重は，オッセオインテグレーションの過程を荷重の条件下で獲得するということであり，早期荷重は，オッセオインテグレーションを非荷重の条件下で早期に獲得するという意味で，両者は生物学的に意味合いが異なる．

臨床への示唆　早期荷重はインプラント体の問題，即時荷重はインプラントシステム全体の問題と考えるべきである

　臨床的にも生物学的にも，早期荷重と即時荷重は，それぞれオッセオインテグレーション獲得に関して別の因子を考えるべきである．

　おそらく，インプラントの表面性状や材質は早期荷重では重要である．しかしながら，即時荷重では表面性状などよりも，むしろ最初の3～6ヵ月間のオッセオインテグレーション獲得のプロセスを阻害しないようにすることが重要になる．具体的には，オッセオインテグレーションが生じる過程で，インプラントシステムとしての上部構造装着までの精度や，適切な咬合付与による骨－インプラント界面におけるインプラントの動揺量のコントロールが大切なものになろう．

　この理由は，第2部第2章（P.67参照）で微小動揺とオッセオインテグレーションとの関係について述べたように，骨細胞はインプラントの動揺にいくらかの許容量を持つ（Pilliar et al. 1986；Goodman et al. 1993）ため，インプラントの治癒期間に荷重がかけられても，インプラントがオッセオインテグレーション獲得の動揺に関する閾値を超えなければ問題ないと考えられるからである．

　しかし，厳密に微小動揺を考慮に入れるならば，インプラント埋入手術後の即時荷重のためには，埋入手術時の初期固定の度合いや骨量，骨質などの要素も関係してくることを十分に考慮しなければならないだろう．即時荷重が可能な症例の判断基準については後述する．

4. 治癒期間

> 治癒期間は，一定の条件下で短縮，あるいは省略できる可能性がある

　Brånemarkら（1977）は，インプラント埋入後3～6ヵ月間の治癒期間（healing period）を確保することがオッセオインテグレーション獲得のために必要であると述べた．Albrektsson（1981）も，オッセオインテグレーション獲得の6大要素の一つとして，埋入手術後の治癒期間の必要性を述べている．

　除去トルクの計測（removal torque measurement）による実験では，縦断的研究（longitudinal study）で経時的に骨のチタンに対する組織反応が増加することが示された（Johansson & Albrektsson, 1987；Sennerby et al. 1992；Ivanoff et al. 1996）．

　しかしながら，第2部第2章（P.67参照）と上欄の「臨床への示唆」でも述べたように，骨細胞はインプラントの動揺にいくらかの許容量を持つ（Pilliar et al. 1986；Goodman et al. 1993）．そのため，インプラントの微小動揺を閾値内に制御することが重要になり，その閾値範囲内であれば治癒期間内の荷重によってオッセオインテグレーションが阻害されることはないはずである．しかしながら，微小動揺の程度をコントロールすることが難しいために，治癒期間の短縮（早期荷重や即時荷重）に関しては，慎重な態度が必要になる．微小動揺を閾値以下に抑えて

いても，荷重後に増加する可能性を考えるなら，荷重後一定期間の検査法の信頼性が大切なのは論を待たないであろう．

Szmukler-Monclerら（2000）は，Brånemarkら（1977）がインプラントの治癒期間を3〜6ヵ月間確保したのは，1965〜1970年のインプラントの開発期初期に，骨量，骨質が乏しく，インプラントデザインも確立しておらず，短いインプラントで（当時は10 mmのものしかなかった），最適な埋入プロトコールが確立されていなかったために厳格すぎる治癒期間を設定したのではないかと述べている．

その他の因子に関しても，インプラントの表面性状や材質を変えることでオッセオインテグレーション獲得の期間を短縮できるという報告がある（Buser et al, 1999 ; Deporter et al, 1986）．

臨床への示唆　即時荷重は下顎無歯顎（オトガイ孔間：Zone I）では十分に信頼できるとするデータが出てきている

インプラントの即時荷重は，近年，下顎無歯顎（オトガイ孔間：Zone I）で多くのポジティブな報告がなされてきた（Henry et al, 1994 ; Schnitmann et al, 1997 ; Brånemark et al, 1999 ; Ericsson et al, 2000 : *Evidence 2-3-2* ; Horiuchi et al, 2000）．

インプラントの早期荷重に関する動物実験はいくつか報告されているが（Deporter et al, 1990 ; Piattelli et al, 1993），実験動物はオッセオインテグレーション獲得の期間がヒトよりかなり短いことから臨床的示唆を得ることが困難である．しかも動物の場合，インプラントを埋入してからも歯肉で相当のものを咀嚼していることが想像されることから，著者は疑念を捨てきれない．

インプラントの表面性状や材質を変えることによる1ヵ月程度の治癒期間の短縮は，臨床家としてはそれほど意味があるとは思えない．慎重な臨床家は，1ヵ月の治癒期間短縮を可能だと考えても，失敗を恐れてもう1ヵ月待つであろう．よって，著者は即時荷重だけを従来の遅延型荷重（delayed loading）と比較する方が，臨床的には有意義と考えている．

単独歯欠損の症例については，埋入後3週間で補綴し，96％の成功率が報告された（Cooper et al, 2001）が，この報告には咬合状態が記載されておらず，単にスペーサーとして使用されたとも考えられる．これは1回法としては受け入れられるデータだが，即時荷重としては疑問が残る．

Glauserら（2001）は，あらゆる部位に植立したインプラント（41人の患者，127本のインプラント）をすべて即時埋入即時荷重で行い，17.3％の失敗例（13人の患者の22本が失敗）が生じた．臼歯部に埋入されたインプラントは34％が失敗した．このデータからインプラントの即時荷重は部位を選んだ方が安全であるということがわかる．

これらの信用性の高いデータを読むと，今や下顎無歯顎に対するインプラント治療は即時荷重の時代といえるかもしれない．

Evidence 2-3-2

早期に機能的荷重を与えたブローネマルクインプラントの5年間の臨床追跡研究
Early functional loading of Brånemark dental implants : 5-year clinical follow-up study. Ericsson I, Randow K, Nilner K, Peterson A. *Clin Implant Dent Relat Res*. 2000 ; 2(2) : 70-77.

概要：下顎無歯顎患者に対して，インプラント植立後早期に機能荷重を付与した症例の長期的な予後を，従来の2回法と比較検討した．16人の患者に対して88本のインプラントが下顎オトガイ孔間に植立され，手術後20日以内に固定性上部構造を装着し荷重をかけた．コントロール群としては，11人の患者のオトガイ孔間に植立されたインプラント中，30本のインプラントが従来の通法に従った2回法として用いられ，埋入手術4ヵ月後に二次手術を行い固定性上部構造が装着された．5年間の追跡研究が行われ比較された．

パラメータ：PTV（ペリオテスト値：第2部2章 P.71参照）によるインプラント固定度，周辺骨吸収量（X線診査）

結果：インプラントの固定度や周辺骨吸収量，インプラント生存率（いずれも100％）のどれもが同様の結果を示した．

臨床への示唆
下顎オトガイ孔間に限れば，インプラント埋入後すぐに補綴物を作製しても，従来の2回法とそん色ない予後が期待できる可能性が示唆された．本研究は，10 mm以上のインプラントをオトガイ孔間に最低5本以上埋入できた症例のみを用いたことも知っておくべきである．

5. 即時荷重の判断基準

> 共振周波数分析を使ったインプラントの固定度の評価は臨床的に実用性が高い

特に下顎無歯顎症例に対しては，インプラント埋入後の即時荷重が可能であることを示唆するデータが現在多く出ていることはすでに述べた(Henry et al, 1994；Schnitmann et al, 1997；Brånemark et al, 1999；Ericsson et al., 2000；Horiuchi et al, 2000)．しかしながら，もし実際の臨床で下顎オトガイ孔間の骨質が優れており初期固定が得やすくとも，インプラントの成功にかかわる初期固定や骨質についての尺度なしに即時荷重を行うことにはまだ疑問が残る．

この問題に答えられる可能性のある評価法として，共振周波数分析がある(第2部第2章 P.72参照)．この共振周波数分析の意義は，埋入後に引き続きインプラントの固定度合いを調べ続けることが可能な点にある．補足しておくが，インプラント埋入時の初期固定のみならば，熟練した外科医の判断でも代用できる(第2部第2章 P.72参照)．

Friberg ら(1999)は，15人の患者の下顎無歯顎に対して75本のインプラントを粘膜貫通型(non-submerged type)で埋入し，RF分析を使って固定度(RF値)を評価した．1本はオッセオインテグレーションを獲得できなかったが，他のインプラントは治癒期間に少しだけRF値が落ちるものの，再び増加し，3～4ヵ月後には埋入時の固定度と同様な値を示した．失敗したインプラントだけはRF値が減少し続けた(図2-3-3)．

図2-3-3 1人の患者における1本の失敗したインプラント(白点のグラフ)と4本の成功したインプラント(赤点のグラフ)のRF値の経時的変化を示す．6週目における失敗インプラントの劇的なRF値の降下に注意．臨床的には15週目で初めて失敗が顕在化した．臨床的な徴候よりもかなり早期に失敗しつつある状態を示すことが共振周波数分析の有用性を示唆している(下欄の「臨床への示唆」を参照)(Friberg et al, 1999より引用改変)．

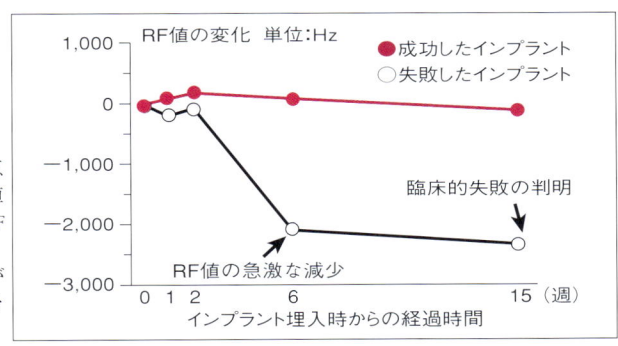

臨床への示唆　共振周波数分析は，失敗しつつあるインプラントが判別できる

Prof. Sennerby は著者との personal communication(2001)で，「もし下顎無歯顎で成功するインプラントのISQ (ISQについては第2部第2章 P.72参照)がほぼ一定ならば，下顎無歯顎に対してはすべてのインプラントを即時荷重してもよい．ただし，ISQが60を超えていればという条件がつく」と述べている．

また氏は，私信としてだがインプラント埋入時の初期固定に関して，さらに以下の臨床への示唆を与えてくれた．
ISQ 50～60：従来の2回法を行う．
ISQ 45～50：治癒期間の延長を行う．
ISQ 45以下：インプラントをワイドなものに交換するか，テーパーのついたデザインのものを用いる．表面性状の粗なものもよいかもしれない．

RF分析の白眉ともいうべきは，治癒期間にISQが減少してきた際，リアルタイムにそれがわかることである．RF分析を用いて評価した即時荷重インプラントの臨床報告を補足2-3-1に示す．ここに示すように，即時荷重下においてオッセオインテグレーションを獲得していくインプラントは，ISQが55以下に落ちることがない．よって，もしISQが55以下に減少することがあれば，失敗しつつあるインプラント(failing implant)と考えることが可能である．これは失敗したインプラント(failed implant)とは明確に違う．なぜなら，ISQ 55という値は可逆的なものだからである．インプラントに即時荷重をかけて，ISQが55以下になった場合，ヒーリングアバットメントなどの状態に戻し，非荷重の粘膜貫通型のインプラントにすることで，オッセオインテグレーションを獲得できる．つまり，ISQ 55はオッセオインテグレーション成功の分岐点となる(Prof. Sennerbyとのpersonal communication, 2001)．

第2部　オッセオインテグレーションの条件—臨床ファクターの分析とそのエビデンス—

補足2-3-1　RF分析を用い評価した即時荷重インプラントの臨床報告

初診時の状態

患者：71歳，女性．
主訴：下顎の義歯が合わず，食事がうまくできない．
口腔内所見：上下顎無歯顎．上顎義歯は機能的に問題がなく，患者は満足している．下顎顎堤は，特に臼歯部において吸収が著明である（図2-3-4-a，b）．
X線所見：オルソパントモグラフでは，下顎オトガイ孔間にインプラント埋入に対する十分な骨の高さを認める（図2-3-4-c）．セファログラフでは，下顎オトガイ部にインプラント埋入に十分な厚みと良好な骨質をうかがわせる所見を認める（図2-3-4-d）．

治療計画：上顎は現行の義歯を利用する．下顎については，オトガイ孔間に4〜5本のインプラントを埋入後，通法に従って約4ヵ月間の非荷重治癒期間を経た後に二次手術および補綴処置を行う予定であることを患者に説明した．
　しかしながら，患者は治癒期間に強い難色を示したため，即時荷重のリスクを説明し，インプラント埋入手術後の即時補綴処置移行に同意を得たので，5本のインプラント埋入直後に印象採得し，約2週間後に上部構造を装着する治療計画を立てた．

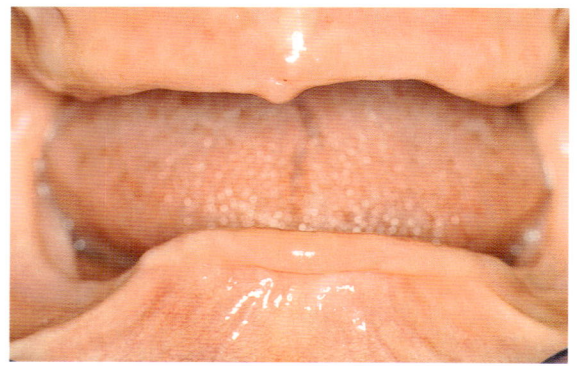

図2-3-4-a　初診時，口腔内写真．

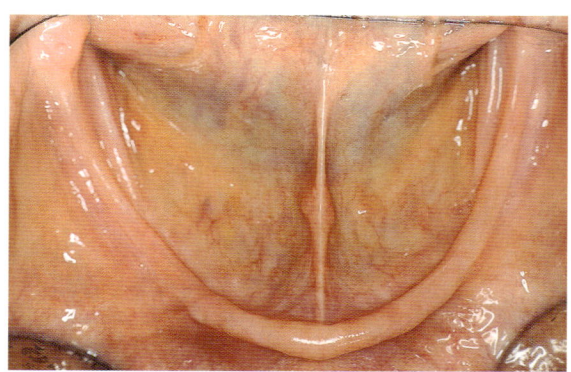

図2-3-4-b　初診時，下顎咬合面観．

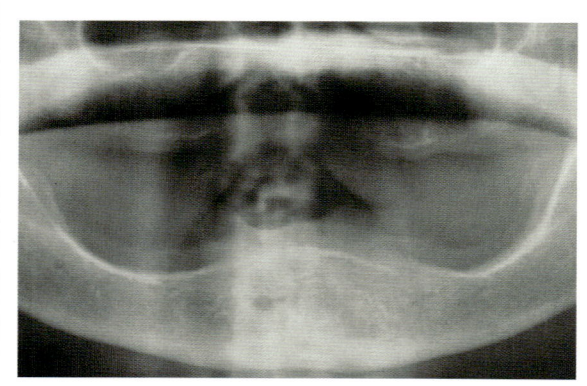

図2-3-4-c　初診時，オルソパントモグラフ（オトガイ孔間にインプラント埋入に対して十分な骨の高さが認められる）．

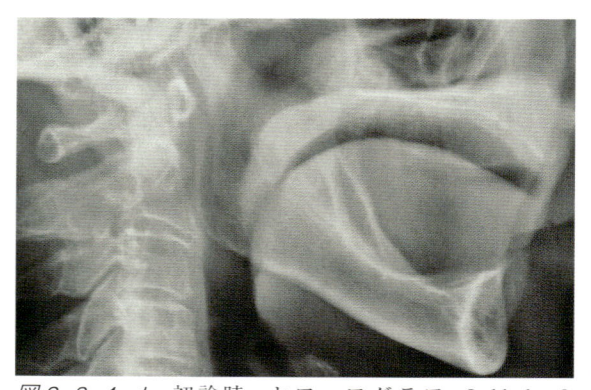

図2-3-4-d　初診時，セファログラフ．Lekholm & Zarb（1985）の分類における骨量：Type-A，骨質：Type-Ⅱと推察される．

第3章 治癒期間の荷重

初日　外科処置および印象採得

ブローネマルクシステムの外科プロトコールに従ってインプラント植立手術を行った．具体的には，歯槽頂に切開を施し，粘膜骨膜弁を剥離翻転した．配置に注意しながらオトガイ孔間に5本のインプラントを埋入した（図2-3-5-a）．ここでいう配置とは，上部構造装着後の咬合力が適当に分散されるように考慮した埋入位置のことを指す．使用したインプラントは，すべて直径3.75 mm，長さ15 mmのブローネマルクシステム・MkIII，タイユナイト・フィクスチャー（Ti-Unite Fixture）である．インプラント埋入後，ただちにOsstell®により初期固定のRF値（ISQ）を計測し（図2-3-5-b），マルチユニット・アバットメントを装着し，粘膜骨膜弁を縫合した（図2-3-5-c, d）．

インプラント埋入同日，縫合後にブローネマルクシステムの補綴プロトコールに従って精密印象を行った．

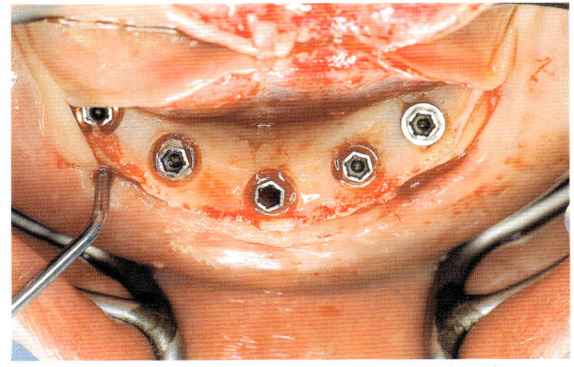

図2-3-5-a　インプラント埋入時の口腔内写真．

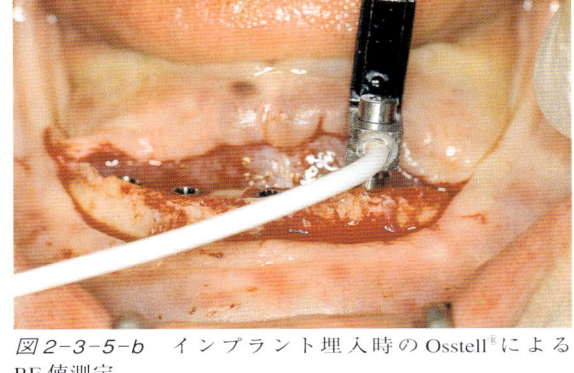

図2-3-5-b　インプラント埋入時のOsstell®によるRF値測定．

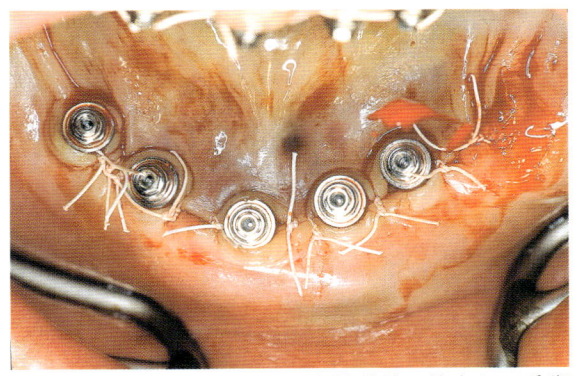

図2-3-5-c　アバットメント連結後，縫合して手術を終了した．

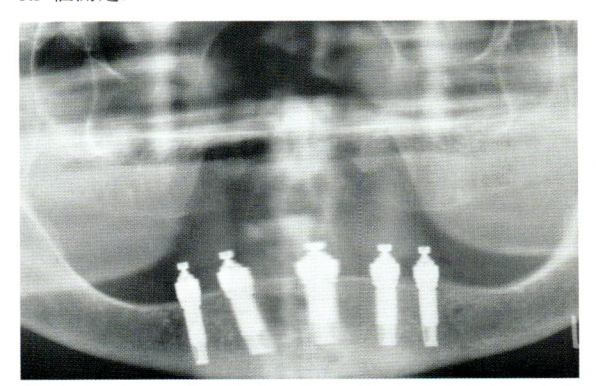

図2-3-5-d　埋入後のオルソパントモグラフ．オトガイ孔間に直径3.75 mm，長さ15 mmのインプラントが5本埋入された．

埋入直後のISQ

埋入直後のISQは，右側のインプラントから，67, 69, 82, 72, 76であった（図2-3-6）．

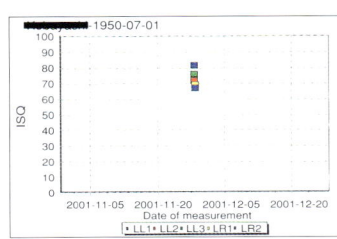

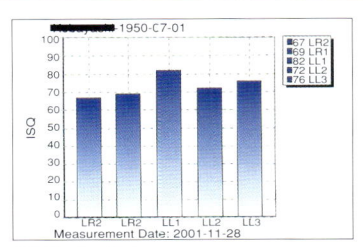

図2-3-6-a

図2-3-6-b

第2部 オッセオインテグレーションの条件─臨床ファクターの分析とそのエビデンス─

5日目　咬合採得

10日目　抜糸および金属フレームの試適

抜糸(図2-3-7-a)と同時に金属フレームの試適を行った(図2-3-7-b, c),上部構造上で人工歯排列による最終補綴物の確認を行った(図2-3-7-d).この日,アバットメント上でトランスデューサーを装着してRF値(ISQ)を計測した(図2-3-7-e).

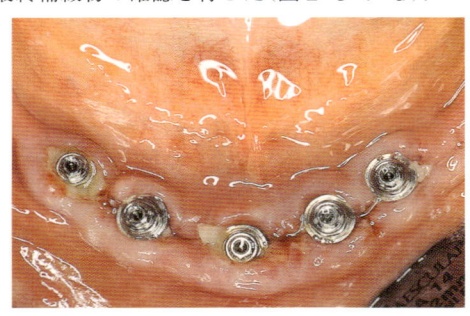

図2-3-7-a　インプラント埋入10日後,抜糸時の口腔内写真.

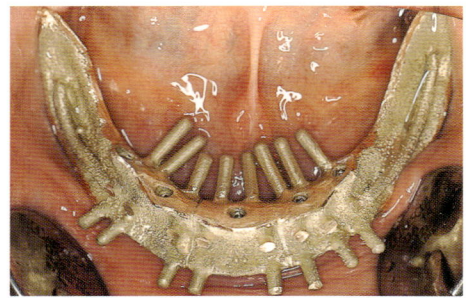

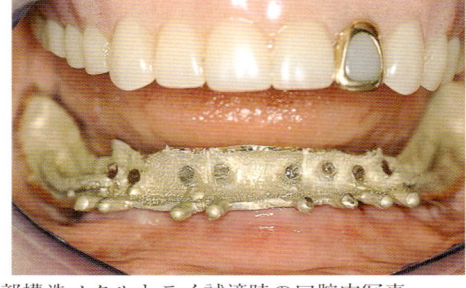

図2-3-7-b　図2-3-7-c　図2-3-7-b, c　上部構造メタルトライ試適時の口腔内写真.

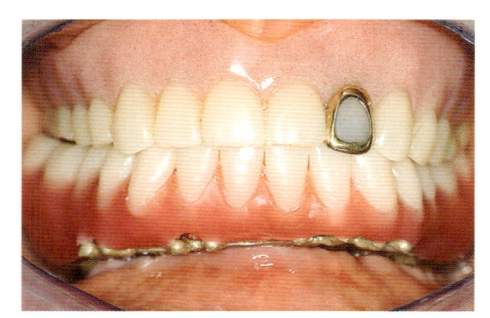

図2-3-7-d　上部構造上で人工歯排列による最終補綴物の確認を行った.

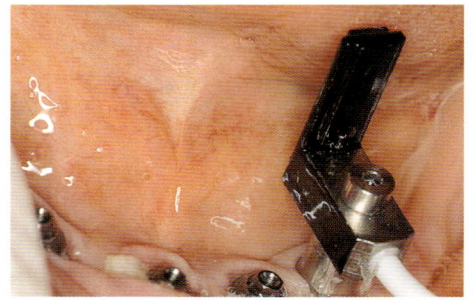

図2-3-7-e　アバットメント上にてRF値を計測した.

金属フレーム試適後のISQ

金属フレーム試適後のISQは,右側のインプラントから,60, 73, 69, 66, 65であった(図2-3-8).

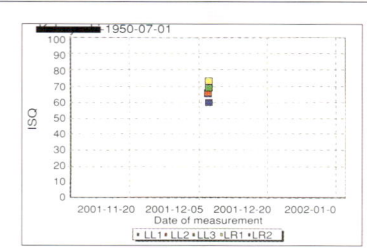

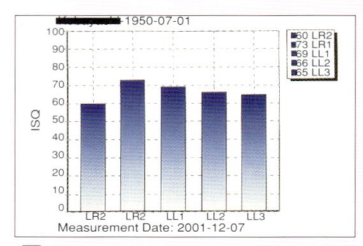

図2-3-8-a

図2-3-8-b

第3章 治癒期間の荷重

14日目　上部構造の装着

上部構造の装着前にRF値（ISQ）を計測した．通法に従って製作された上部構造が装着された（図2-3-9）．上顎は旧義歯のままである．

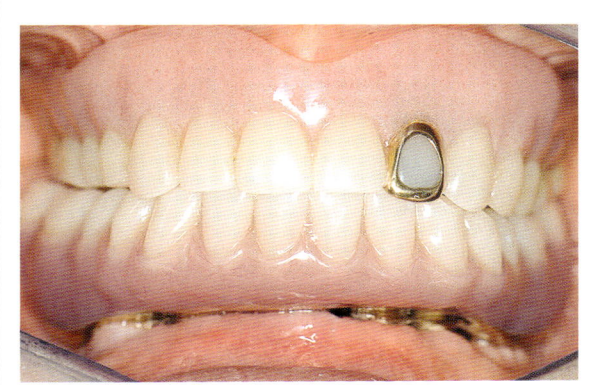

図2-3-9-a　上部構造装着後，正面観．

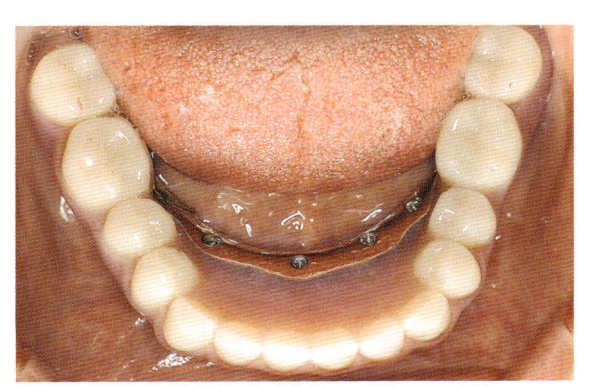

図2-3-9-b　上部構造装着後，下顎咬合面観．

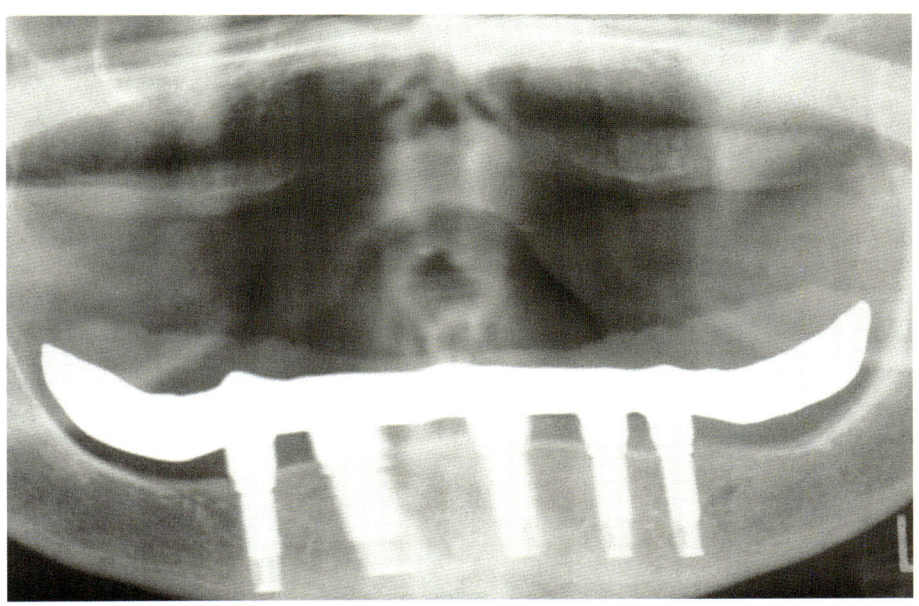

図2-3-9-c　上部構造装着後，オルソパントモグラフ．

上部構造装着前のISQ

上部構造装着直前のISQは，右側のインプラントから，62，66，68，64，65であった（図2-3-10）．

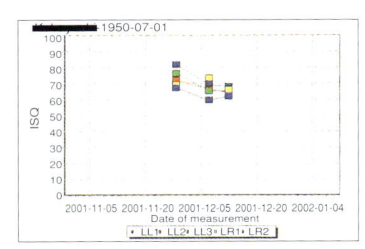

図2-3-10-a

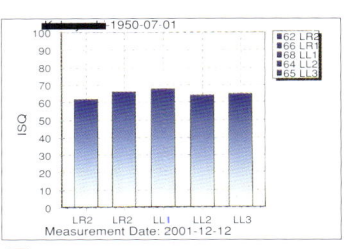

図2-3-10-b

第2部　オッセオインテグレーションの条件—臨床ファクターの分析とそのエビデンス—

113日目　術後経過

　術後15週の経過は，良好である．上部構造を外しRF値(ISQ)を計測した．オッセオインテグレーションが順調に獲得されたと考えられる(図2-3-11)．

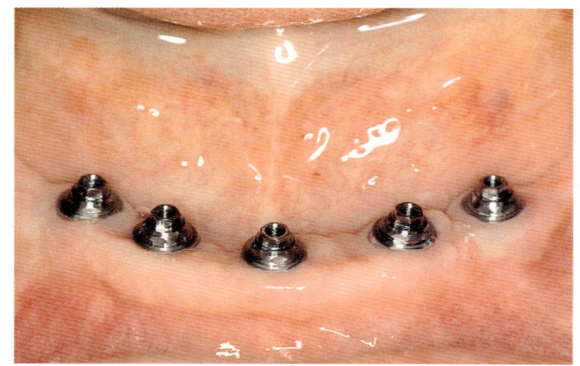

図2-3-11　埋入手術後15週，RF値(ISQ)計測のために上部構造を外した時の口腔内写真．

術後15週のISQ

　術後15週のISQは，右側のインプラントから，67，69，70，66，68であった(図2-3-12)．

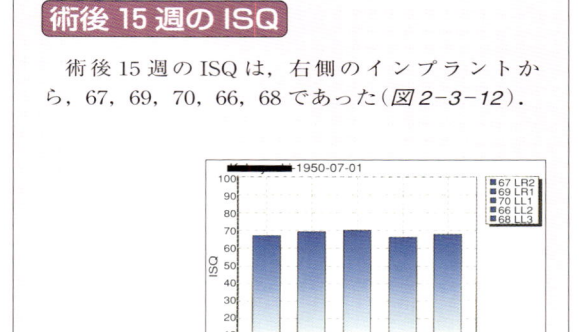

図2-3-12

ISQの変遷

　インプラント埋入手術直後からのISQの変遷をグラフに示すと図2-3-13のようになる．インプラントは埋入時の外科的損傷からISQが減少するが，埋入手術2週後からの荷重下においてもオッセオインテグレーションが獲得される過程が客観的な数値により確認された．

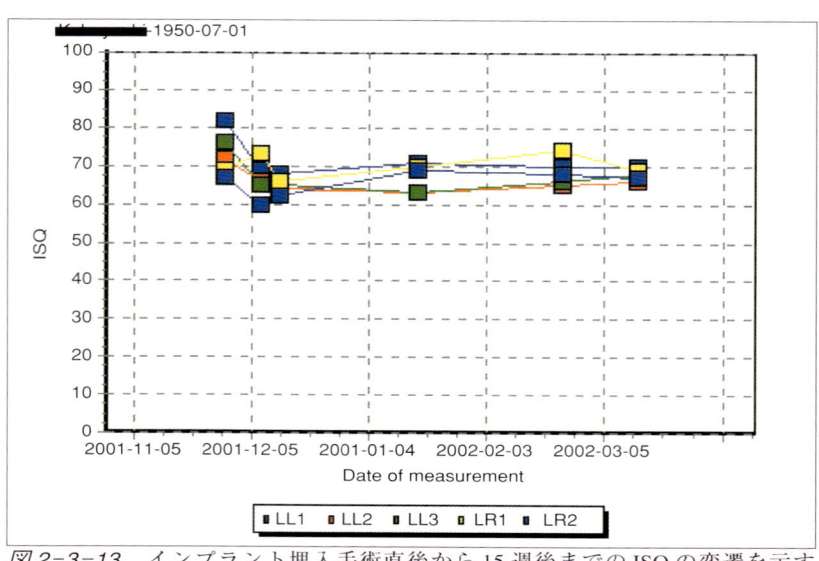

図2-3-13　インプラント埋入手術直後から15週後までのISQの変遷を示すグラフ．

6. ブローネマルク・ノヴァム

> ブローネマルク・ノヴァムは究極的な即時荷重の新システムである

　Brånemark ら(1999)は，ブローネマルク・ノヴァム(Brånemark Novum)と名づけられた即時荷重の補綴システムを開発し(図2-3-14)，その3年間の臨床追跡研究を発表した．このシステムは非常に洗練されており，埋入精度と上部構造物の優れた適合性(passive fit)を実現するために，数々の工夫がなされている．フィクスチャーと一体化されたアバットメント上部がわずかに変形しながら既製の上部構造フレームワークに装着されることや，ドリリングの形成方向を一定に保つために，ステップごとのドリルテンプレートを利用するなどの斬新なアイデアは枚挙にいとまがない．

　Brånemark らのこの研究で，ブローネマルク・ノヴァムは非常に良好な結果を示した．研究では，50人の下顎無歯顎患者に対して，150本のインプラントが埋入され，インプラント，補綴物の成功率は共に98％であった．また，本研究は未発表ながら5年が経過して150症例を超えた時点でも同様な結果が得られているという(Brånemark Osseointegration Center Headquarter の Dr. Ohrnell との personal communication, 2000)．このシステムは，1日で治療を終えること以外にもいくつかの利点を持っている．従来，インプラントの上部構造は，その要求される精度が極めて高いために，製作できる技工所が限られているという問題がある．このことは，発展途上国の歯科医師が海外でインプラント治療を学び帰国しても，自国での普及が難しい理由の一つとなっている．こうした点を，既製のバーを利用するブローネマルク・ノヴァムでは，比較的容易に解決できる．その他，遠くから来院する患者にとって，1日で治癒が終了することは大きな利点になる．金属代や，技工費用，諸経費を安く抑えることができるため，コスト面からも有利である．インプラント治療は，手術以外でも一般的な歯科治療に比べて時間を要するものが多いが，その点も，ブローネマルク・ノヴァムでは最小限に抑えることができるため，患者の負担を軽減させることが可能になる．

　このブローネマルク・ノヴァムにおいても，共振周波数分析装置(Osstell®)は多くの情報をもたらすものと考えられる．ノヴァム・インプラントの埋入時に ISQ を測定し，60以下であれば，通常のシステムに変更するなどの客観的な根拠が獲得できるという意味で有効であろう．

　Brånemark らの研究は，骨質や対合歯の状態にかかわらず成功したという意味で(ただし，骨質：Type-Ⅳ と骨量：Type-E は患者に含まれなかった(Lekholm & Zarb, 1985))，初期固定の客観的な評価の重要性は少ないかもしれない．しかし，外科医の技術が一定しているとは限らない状況において，インプラントの固定度に関する有益な情報を経時的に得られると考えられる．

ブローネマルク・ノヴァム症例（図2-3-14）

図2-3-14-a，b　ブローネマルク・ノヴァムの臨床写真とオルソパントモグラフ(サッポロファクトリー・デンタル・クリニック，舘山良樹先生のご厚意による)．

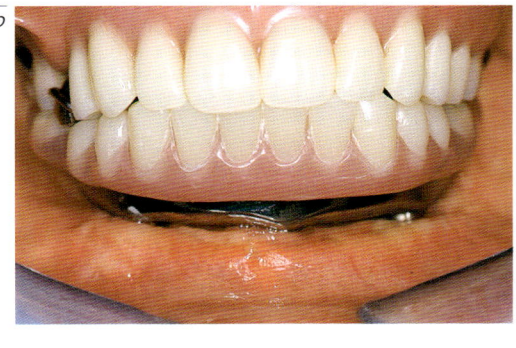

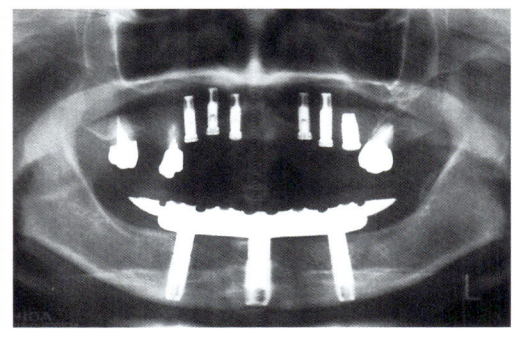

7. 即時荷重インプラントの必要条件
EBM的見地からの検証が重要である

　Brånemarkらによる1965年の最初の臨床応用以来，オッセオインテグレーション獲得のために必要だと思われてきた非荷重治癒期間は，ある一定の条件のもとでは省略できることが証明されつつある．現時点では，即時荷重インプラントによる治療法には以下の条件が必要であると考えられる．

①埋入手術後即時荷重インプラントは，下顎オトガイ孔間に対して行うことが勧められる．
②インプラント埋入時の強固な初期固定が必要である．
③埋入時に強固な初期固定が得られ即時荷重を行ったケースでも，失敗を未然に防ぐため，オッセオインテグレーションを獲得するまで，RFAなどによる定期的な固定度のチェックを行う．
④上部構造の精度の高い適合(passive fit)は，通常のケースに比べてより重要であると考えられる．
⑤上部構造の適切な咬合付与やインプラント埋入位置などの生体力学的要素(bio-mechanical factor)も通常のケースに比べてより重要である可能性が高い．
⑥患者に対する即時荷重のリスクの説明と患者の理解が必要である．

　臨床家が即時荷重インプラントのような新しい技術を，EBM(Evidence Based Medicine)として，実際の日常臨床に応用するためには，「執筆にあたって」でも述べたが，以下の事項を考慮しなくてはならない．

①生物学的に許容可能か(明確な因果律の存在)
②動物実験の存在
③臨床報告(標準化され，根本的な変化のないテクニックでなされた十分な対象数と期間の臨床追跡調査を経て，再現性の高いもの)の存在
④上記の3つの事項を踏まえたうえで学術誌に科学論文として発表されていること

　患者の需要を考えた場合，将来的にインプラントに対する治癒期間は短縮されていくであろう．すでに(著者が知るかぎりでは，2001から)スウェーデンにおいては，上顎に対する即時荷重の臨床応用が治験として開始されている．本章に述べたような下顎オトガイ孔間に対するインプラントの即時荷重は，エビデンスがそろいつつある．しかしながら臨床の現場では，新しい技術を常に上記の4つの条件を踏まえて慎重に判断していく姿勢が重要であると考える．本章の症例は，あくまで一症例の臨床報告であり，さらなるデータの蓄積が待たれる．

参考文献

本文引用ページ

第1部第1章

Hupp JR. Principles of surgery. In: Peterson LJ, Ellis III E, Hupp JR, Tucker MR. eds. Contemporary Oral and Maxillofacial Surgery. St. Louis: Mosby, 1998: 44-56.	2, 8, 14, 18
McGregor IA, McGregor AD. Wound management. In: Fundamental techniques of plastic surgery, ed9. London: Churchill Livingston, 1995: 3-19.	8, 15
Peacock EE Jr. Wound repair, ed3. Philadelphia: WB Saunders, 1984.	18
Young MP, Carter DH, Worthington H, Korachi M, Drucker DB. Microbial analysis of bone collected during implant surgery: a clinical and laboratory study. Clin Oral Implants Res. 2001; 12(2): 95-103.	3

第1部第2章

井上孝．臨床的成功の病理学的解釈．In：下野正基(監修)，井上孝，武田孝之(著)：インプラントの病理と臨床．東京：日本歯科評論社, 1999a: 62-63.	34
井上孝．炎症と免疫．In：下野正基(監修)，井上孝，武田孝之(著)：インプラントの病理と臨床．東京：日本歯科評論社, 1999b: 70-75.	35
古賀剛人．インプラント外科学再考．生物学的根拠から見つめ直す手術学．第7回吸収が進んだ上顎へのインプラント埋入手技・後編．Quintessence DENT Implantol. 2000; 7(4): 114-120.	21
Albrektsson T, Brånemark PI, Hansson HA, Lindstrom J. Osseointegrated titanium implants. Requirements for ensuring a long-lasting, direct bone-to-implant anchorage in man. Acta Orthop Scand. 1981; 52(2): 155-170.	34
Albrektsson T, Zarb GA. Current interpretations of the osseointegrated response: clinical significance. Int J Prosthodont. 1993; 6(2): 95-105.	34
Albrektsson T. Osseointegration: Historic background and current concepts. In: Lindhe J, Karring T, Lang NP. eds. Clinical Periodontology and Implant Dentistry. Copenhagen: Munksgaard, 1997: 851-861.	34
Bryant WM. Wound healing. Clin Symp. 1977; 29(3): 1-36.	23, 25, 29, 30, 31
Brånemark PI, Hansson BO, Adell R, Breine U, Lindstrom J, Hallen O, Ohman A. Osseointegrated implants in the treatment of the edentulous jaw. Experience from a10-year period. Scand J Plast Reconstr Surg Suppl. 1977; 16: 1-132.	32, 34
Brånemark PI. Introduction to osseointegration. In: Brånemark PI, Zarb GA, Albrektsson T. eds. Tissue-Integrated Prostheses. Chicago: Quintessence, 1985: 11-76.	32
Friedman N. Mucogingival surgery: The apically repositioned flap. J Periodontol. 1962; 33: 328-340.	21
Gottlander M. On hard tissue reactions to hydroxyapatite-coated titanium implants. Thesis, University of Goteborg, Sweden, 1994.	34
Hupp JR. Wound repair. In: Peterson LJ, Ellis III E, Hupp JR, Tucker MR. eds: Contemporary Oral and Maxillofacial Surgery. St. Louis: osby. 1998: 57-68.	20, 21, 32
Johansson C. On tissue reactions to metal implants. Thesis, University of Goteborg, Sweden, 1991.	34
Lekholm U, Gunne J, Henry P, Higuchi K, Linden U, Bergstrom C, van Steenberghe D. Survival of the Brånemark implant in partially edentulous jaws: a10-year prospective multicenter study. nt J Oral Maxillofac Implants. 1999; 14(5): 639-645.	34

Lindquist LW, Carlsson GE, Jemt T. A prospective 15-year follow-up study of mandibular fixed prostheses supported by osseointegrated implants. Clinical results and marginal bone loss. Clin Oral Implants Res. 1996 ; 7(4) : 329-336.	34
Zarb GA, Symington J. Osseointegrated dental implants : preliminary report on a replication study. J Prosthet Dent. 1983 ; 50 : 271-279.	32
Zarb GA, Albrektsson T. Osseointegration ? A requiem for the periodontal ligament? An editional. Int J Periodontol Rest Dent. 1995 ; 11 : 88-91.	32, 34
Wennerberg A. On surface roughness and implant incorporation. Thesis, University of Göteborg, Sweden, 1996.	34

第2部第1章

Adell R, Lekholm U, Brånemark PI. Surgical procedures. In : Brånemark PI, Zarb GA, Albrektsson T. Tissue-Integrated Prostheses. Chicago : Quintessence, 1985 : 211-232.	48
Adell R, Eriksson B, Lekholm U, Brånemark PI, Jemt T. Long-term follow-up study of osseointegrated implants in the treatment of totally edentulous jaws. Int J Oral Maxillofac Implants. 1990 ; 5(4) : 347-359.	49, 51
Adell R. The surgical principles of osseointegration. In : Worthington P, Brånemark PI. eds. Advanced osseointegration surgery : Applications in the maxillofacial region. Chicago : Quintessence, 1992 : 94-107.	38
Albrektsson T, Zarb GA. Determinants of correct clinical reporting. Int J Prosthodont. 1998 ; 11(5) : 517-521.	39
Andersson G, Andreasson L, Bjelkengren G. Oral implant rehabilitation in irradiated patients without adjunctive hyperbaric oxygen. Int J Oral Maxillofac Implants. 1998 ; 13(5) : 647-654.	57
Atwood DA. Post-extraction changes in the adult mandible as illustrated by micro radiographs of mid-sagittal section and serial cephalometric roentgenograms. J Prosthet Dent. 1963 ; 13 : 810-825.	47
Atwood DA. Reduction of residual ridges : a major oral disease entity. J Prosthet Dent. 1971 ; 26(3) : 266-279.	46, 47
Bahat O. Treatment planning and placement of implants in the posterior maxillae : report of 732 consecutive Nobelpharma implants. Int J Oral Maxillofac Implants. 1993 ; 8(2) : 151-161.	49, 51
Bain CA, Moy PK. The association between the failure of dental implants and cigarette smoking. Int J Oral Maxillofac Implants. 1993 ; 8(6) : 609-615.	51, 57, 58
Bain CA. Smoking and implant failure--benefits of a smoking cessation protocol. Int J Oral Maxillofac Implants. 1996 ; 11(6) : 756-759.	57
Barsilay I, Graser G, Iranpour B, Proskin H. Immediate implantation of pure titanium implants into extraction sockets of Macaca fascicularis. Part II : histologic observations. Int J Oral Maxillofac Implants. 1996 ; 11 : 489-497.	51
Bass SL, Triplett RG. The effects of preoperative resorption and jaw anatomy on implant success. A report of 303 cases. Clin Oral Implants Res. 1991 ; 2(4) : 193-198.	48, 49, 52
Berglundh T, et al. Early events in the process of osseointegration. Clin Oral Impl Res. 2003 (in press).	49
Bergman B, Carlsson GE. Clinical long-term study of complete denture wearers. J Prosthet Dent. 1985 ; 53 : 56-61.	50
Brunski JB. Biomaterials and biomechanics in dental implant design. Int J Oral Maxillofac Implants. 1988 ; 3(2) : 85-97.	48
Bryant SR. The effects of age, jaw site, and bone condition on oral implant outcomes. Int J Prosthodont. 1998 ; 11(5) : 470-490.	49

Bryant SR, Zarb GA. Osseointegration of oral implants in older and younger adults. Int J Oral Maxillofac Implants. 1998 ; 13(4) : 492-499.	52
Burke JF. The effective period of preventive antibiotic action in experimental incisions and dermal lesions. Surgery. 1961 ; 50 : 161-168.	55, 56
Brånemark PI, Adell R, Breine U, Hansson BO, Lindstrom J, Ohlsson A. Intra-osseous anchorage of dental prostheses. I. Experimental studies. Scand J Plast Reconstr Surg. 1969 ; 3(2) : 81-100.	48
Brånemark PI, Hansson BO, Adell R, Breine U, Lindstrom J, Hallen O, Ohman A. Osseointegrated implants in the treatment of the edentulous jaw. Experience from a10-year period. Scand J Plast Reconstr Surg. 1977 ; 16 : 1-132.	48, 49, 51
Brånemark PI, Svensson B, van Steenberghe D. Ten-year survival rates of fixed prostheses on four or six implants ad modum Brånemark in full edentulism. Clin Oral Implants Res. 1995 ; 6(4) : 227-231.	51
Carlsson GE, Persson G. Morphologic changes of the mandible after extraction and wearing of dentures. A longitudinal, clinical, and x-ray cephalometric study covering 5 years. Odontol Revy. 1967 ; 18(1) : 27-54.	50
Cawood JI, Howell RA. A classification of the edentulous jaws. Int J Oral Maxillofac Surg. 1988 ; 17(4) : 232-236.	47
Cygan R, Waitzkin H. Stopping and restarting medications in the perioperative period. J Gen Intern Med. 1987 ; 2(4) : 270-283.	44
Dao TT, Anderson JD, Zarb GA. Is osteoporosis a risk factor for osseointegration of dental implants? Int J Oral Maxillofac Implants. 1993 ; 8(2) : 137-144.	38, 39
De Bruyn H, Collaert B. The effect of smoking on early implant failure. Clin Oral Implants Res. 1994 ; 5(4) : 260-264.	57
Dent CD, Olson JW, Farish SE, Bellome J, Casino AJ, Morris HF, Ochi S. The influence of preoperative antibiotics on success of endosseous implants up to and including stage II surgery : a study of 2,641 implants. J Oral Maxillofac Surg. 1997 ; 55 : 19-24.	54, 55
Engquist B, Bergendal T, Kallus T, Linden U. A retrospective multicenter evaluation of osseointegrated implants supporting overdentures. Int J Oral Maxillofac Implants. 1988 ; 3(2) : 129-134.	49
Esposito M, Hirsch JM, Lekholm U, Thomsen P. Biological factors contributing to failures of osseointegrated oral implants. (I). Success criteria and epidemiology. Eur J Oral Sci. 1998a ; 106(1) : 527-551.	38
Esposito M, Hirsch JM, Lekholm U, Thomsen P. Biological factors contributing to failures of osseointegrated oral implants. (II). Etiopathogenesis. Eur J Oral Sci. 1998b ; 106(3) : 721-764.	38, 54, 57
Esposito M. On biological failures of osseointegrated oral implants. Thesis, University of Goteborg, Sweden, 1999.	38
Fransson C, Berglundh T, Lindhe J. The effect of age on the development of gingivitis. Clinical, microbiological and histological findings. J Clin Periodontol. 1996 ; 23(4) : 379-385.	52
Friberg B, Jemt T, Lekholm U. Early failures in 4,641 consecutively placed Brånemark dental implants : a study from stage 1 surgery to the connection of completed prostheses. Int J Oral Maxillofac Implants. 1991 ; 6(2) : 142-146.	49, 51
Friberg B, Sennerby L, Roos J, Lekholm U. Identification of bone quality in conjunction with insertion of titanium implants. A pilot study in jaw autopsy specimens. Clin Oral Implants Res. 1995 ; 6(4) : 213-219.	46
Friberg B, Sennerby L, Meredith N, Lekholm U. A comparison between cutting torque and resonance frequency measurements of maxillary implants. A 20-month clinical study. Int J Oral Maxillofac Surg. 1999 ; 28(4) : 297-303.	49
Friberg B. On bone quality and implant stability measurements. Thesis, University of Goteborg, Goteborg, Sweden, 1999.	47

Granstrom G. The use of hyperbaric oxygen to prevent implant loss in the irradiated patient. In: Worthington P, Brånemark PI. eds. Advanced osseointegration surgery: Applications in the maxillofacial region. Chicago: Quintessence, 1992: 336-345.	57
Gynther GW, Kondell PA, Moberg LE, Heimdahl A. Dental implant installation without antibiotic prophylaxis. Oral Surg Oral Med Oral Pathol Oral Radiol Endod. 1998; 85(5): 509-511.	54
Holm-Pedersen P, Viidik A. Tensile properties and morphology of healing wounds in young and old rats. Scand J Plast Reconstr Surg. 1972; 6(1): 24-35.	52
Holm-Pedersen P, Agerbaek N, Theilade E. Experimental gingivitis in young and elderly individuals. J Clin Periodontol. 1975; 2(1): 14-24.	52
Holm-Pedersen P. Influence of age on tissue healing. In: Worthington P, Brånemark PI. eds: Advanced osseointegration surgery: Application in the maxillofacial region. Chicago: Quintessence, 1992; 47-56.	52
Hutton JE, Heath MR, Chai JY, Harnett J, Jemt T, Johns RB, McKenna S, McNamara DC, van Steenberghe D, Taylor R, et al. Factors related to success and failure rates at 3-year follow-up in a multicenter study of overdentures supported by Brånemark implants. Int J Oral Maxillofac Implants. 1995; 10(1): 33-42.	49
Ivanoff CJ. On surgical and implant related factors influencing integration and function of titanium implants: experimental and clinical aspects. Thesis, University of Goteborg, Goteborg, Sweden, 1999.	54
Jaffin RA, Berman CL. The excessive loss of Brånemark fixtures in type IV bone: a 5-year analysis. J Periodontol. 1991; 62(1): 2-4.	48, 49
Jemt T, Lekholm U. Oral implant treatment in posterior partially edentulous jaws: a 5-year follow-up report. Int J Oral Maxillofac Implants. 1993; 8(6): 635-640.	51, 52
Jemt T, Lekholm U. Implant treatment in edentulous maxillae: a 5-year follow-up report on patients with different degrees of jaw resorption. Int J Oral Maxillofac Implants. 1995; 10(3): 303-311.	49
Johansson P Strid KG. Assessment of bone quality from cutting resistance during implant surgery. Int J Oral Maxillofac Implants. 1994; 9: 279-288.	46
Johns RB, Jemt T, Heath MR, Hutton JE, McKenna S, McNamara DC, van Steenberghe D, Taylor R, Watson RM, Herrmann I. A multicenter study of overdentures supported by Brånemark implants. Int J Oral Maxillofac Implants. 1992; 7(4): 513-522.	49
Koch G, Bergendal T, Kvint S, Johansson U-B. eds: Consensus conference on oral implants in young patients. Stockholm, Forlagshuset Gothia AB, 1996.	53
Kondell PA, Nordenram A, Landt H. Titanium implants in the treatment of edentulousness: influence of patient's age on prognosis. Gerodontics. 1988; 4(6): 280-284.	52
Lambert PM, Morris HF, Ochi S. The influence of 0.12% chlorhexidine digluconate rinses on the incidence of infectious complications and implant success. J Oral Maxillofac Surg. 1997; 55(12Suppl5): 25-30.	54
Lekholm U, Zarb GA. Patient Selection and Preparation. In: Brånemark PI, Zarb GA, Albrektsson T. Tissue-Integrated Prostheses. Chicago: Quintessence, 1985, 199-209.	46, 49
Lekholm U, van Steenberghe D, Herrmann I, Bolender C, Folmer T, Gunne J, Henry P, Higuchi K, R. Laney W, Lind?n, U. Osseointegrated implants in the treatment of partially edentulous jaws: A prospective 5-year multicenter study. Int J Oral Maxillofac Implants. 1994; 9: 627-635.	51
Lekholm U, Gunne J, Henry P, Higuchi K, Linden U, Bergstrom C, van Steenberghe D. Survival of the Brånemark implant in partially edentulous jaws: a 10-year prospective multicenter study. Int J Oral Maxillofac Implants. 1999; 14(5): 639-645.	51
Lindh C, Petersson A, Klinge B, Nilsson M. Trabecular bone volume and bone mineral density in the mandible. Dentomaxillofac Radiol. 1997; 26(2): 101-106.	46

Lindquist LW, Carlsson GE, Jemt T. A prospective15-year follow-up study of mandibular fixed prostheses supported by osseointegrated implants. Clinical results and marginal bone loss. Clin Oral Implants Res. 1996 ; 7(4) : 329-336.	58
Mercier P. Resorption patterns of the residual ridge. In : Block MS, Kent JN. eds. Endosseous Implants for Maxillofacial Reconstruction. Philadelphia : W.B. Saunders, 1995, 13-21.	47
Nevins ML, Karimbux NY, Weber HP, Giannobile WV, Fiorellini JP. Wound healing around endosseous implants in experimental diabetes. Int J Oral Maxillofac Implants. 1998 ; 13(5) : 620-629.	38
Niimi A, Ozeki K, Ueda M, Nakayama B. A comparative study of removal torque of endosseous implants in the fibula, iliac crest and scapula of cadavers : preliminary report. Clin Oral Implants Res. 1997 ; 8(4) : 286-289.	57
Nishimura RD, Roumanas E, Beumer J 3 rd, Moy PK, Shimizu KT. Restoration of irradiated patients using osseointegrated implants : current perspectives. J Prosthet Dent. 1998 ; 79(6) : 641-647.	57
Olson M, O'Connor M, Schwartz ML. Surgical wound infections. A5-year prospective study of20,193wounds at the Minneapolis VA Medical Center. Ann Surg. 1984 ; 199(3) : 253-259.	54
Peterson LJ. Antibiotic prophylaxis against wound infections in oral and maxillofacial surgery. J Oral Maxillofac Surg. 1990 ; 48(6) : 617-620.	55, 56
Peterson L. Long term antibiotic prophylaxis is not necessary for placement of dental implants. J Oral Maxillofac Surg1998 ; 54(Suppl3) : 76	54, 55
Polk HC Jr, Lopez-Mayor JF. Postoperative wound infection : a prospective study of determinant factors and prevention. Surgery. 1969 ; 66(1) : 97-103.	56
Rosenquist B, Grenthe B. Immediate placement of implants into extraction sockets : implant survival. Int J Oral Maxillofac Implants. 1996 ; 11(2) : 205-209.	54
Sennerby L, Carlsson GE, Bergman B, Warfvinge J. Mandibular bone resorption in patients treated with tissue-integrated prostheses and in complete-denture wearers. Acta Odontol Scand. 1988 ; 46(3) : 135-140.	46
Sennerby L. On the bone tissue response to titanium implants. Thesis, University of Goteborg, Sweden, 1991.	48
Sennerby L, Thomsen P, Ericson LE. A morphometric and biomechanic comparison of titanium implants inserted in rabbit cortical and cancellous bone. Int J Oral Maxillofac Implants. 1992 ; 7(1) : 62-71.	48
Sennerby L, Roos J. Surgical determinants of clinical success of osseointegrated oral implants : a review of the literature. Int J Prosthodont. 1998 ; 11(5) : 408-420.	38
Smedberg JI, Lothigius E, Bodin I, Frykholm A, Nilner K. A clinical and radiological two-year follow-up study of maxillary overdentures on osseointegrated implants. Clin Oral Implants Res. 1993 ; 4(1) : 39-46.	49
Smith RA, Berger R, Dodson TB. Risk factors associated with dental implants in healthy and medically compromised patients. Int J Oral Maxillofac Implants. 1992 ; 7(3) : 367-372.	38
Stone HH, Haney BB, Kolb LD, Geheber CE, Hooper CA. Prophylactic and preventive antibiotic therapy : timing, duration and economics. Ann Surg. 1979 ; 189(6) : 691-699.	56
Sugaya K. Study on method for examining bone quality for dental implant. Relationship between cutting force and bone mineral content. Shikwa Gakuho. 1990 ; 90(4) : 607-633.	46
Tallgren A. The continuing reduction of the residual alveolar ridges in complete denture wearers : a mixed-longitudinal study covering 25years. H Prosthet Dent. 1972 ; 27(2) : 120-132.	50
Topazian R. The basis of antibiotic prophylaxis. In : Worthington P, Brånemark PI. eds. Advanced osseointegration surgery : Applications in the maxillofacial region. Chicago : Quintessence, 1992, 57-66.	54, 56

Ulm C, Solar P, Blahout R, Matejka M, Gruber H. Reduction of the compact and cancellous bone substances of the edentulous mandible caused by resorption. Oral Surg Oral Med Oral Pathol. 1992；74(2)：131-136.	46
van Steenberghe D, Quirynen M, Calberson L, Demanet L. A prospective evaluation of the fate of697consecutive intra-oral fixtures ad modum Br?nemark in the rehabilitation of edentulism. J Head Neck Pathol. 1987；6：53-58.	51
van Steenberghe D. A retrospective multicenter evaluation of the survival rate of osseointegrated fixtures supporting fixed partial prostheses in the treatment of partial edentulism. J Prosthet Dent. 1989；61(2)：217-223.	51
van Steenberghe D, Lekholm U, Bolender C, Folmer T, Henry P, Herrmann I, Higuchi K, Laney W, Linden U, Astrand P. Applicability of osseointegrated oral implants in the rehabilitation of partial edentulism：a prospective multicenter study on558fixtures. Int J Oral Maxillofac Implants. 1990；5(3)：272-281.	49
Venturelli A. A modified surgical protocol for placing implants in the maxillary tuberosity：clinical results at36months after loading with fixed partial dentures. Int J Oral Maxillofac Implants. 1996；11(6)：743-749.	49, 51
Weyant RJ. Characteristics associated with the loss and peri-implant tissue health of endosseous dental implants. Int J Oral Maxillofac Implants. 1994；9(1)：95-102.	38
Zarb GA, Schmitt A. The longitudinal clinical effectiveness of osseointegrated dental implants：The Toronto study. Part II：The prosthetic results. J Prosthet Dent. 1989；64：53-61.	52

第2部第2章

Albrektsson T, Zarb G, Worthington P, Eriksson AR. The long－term efficacy of currently used dental implants：a review and proposed criteria of success. Int J Oral Maxillofac Implants. 1986；1(1)：11-25.	78
Adell R, Lekholm U, Brånemark PI. Surgical procedures. In：Brånemark PI, Zarb G, Albrektsson T. eds：Tissue-Integrated Prostheses. Chicago：Quintessence, 1985：211-232.	60, 64, 65, 69
Adell R, Eriksson B, Lekholm U, Brånemark PI, Jemt T. Long-term follow-up study of osseointegrated implants in the treatment of totally edentulous jaws. Int J Oral Maxillofac Implants. 1990；5(4)：347-359.	62, 69
Anneroth G, Hedstrom KG, Kjellman O, Kondell PA, Nordenram A. Endosseus titanium implants in extraction sockets. An experimental study in monkeys. Int J Oral Surg. 1985；14(1)：50-54.	60, 68
Aparicio C. The use of the Periotest value as the initial success criteria of an implant：8-year report. Int J Periodontics Restorative Dent. 1997；17(2)：150-161.	71
Aparicio C, Orozco P. Use of5-mm-diameter implants：Periotest values related to a clinical and radiographic evaluation. Clin Oral Implants Res. 1998；9(6)：398-406.	71, 75
Aparicio C, Perales P, Rangert B. Tilted implants as an alternative to maxillary sinus grafting：a clinical, radiologic, and periotest study. Clin Implant Dent Relat Res. 2001；3(1)：39-49.	78
Bahat O. Treatment planning and placement of implants in the posterior maxillae：report of 732consecutive Nobelpharma implants. Int J Oral Maxillofac Implants. 1993；8(2)：151-161.	68, 69
Bahat O, Handelsman M. Use of wide implants and double implants in the posterior jaw：a clinical report. Int J Oral Maxillofac Implants. 1996；11(3)：379-386.	75
Balshi TJ, Ekfeldt A, Stenberg T, Vrielinck L. Three-year evaluation of Brånemark implants connected to angulated abutments. Int J Oral Maxillofac Implants. 1997；12(1)：52-58.	78

Barzilay I, Graser GN, Iranpour B, Natiella JR, Proskin HM. Immediate implantation of pure titanium implants into extraction sockets of Macaca fascicularis. Part II: Histologic observations. Int J Oral Maxillofac Implants. 1996 ; 11(4) : 489-497.	68
Becker W, Dahlin C, Becker BE, Lekholm U, van Steenberghe D, Higuchi K, Kultje C. The use of e-PTFE barrier membranes for bone promotion around titanium implants placed into extraction sockets: a prospective multicenter study. Int J Oral Maxillofac Implants. 1994 ; 9(1) : 31-40.	82, 83
Benzing UR, Gall H, Weber H. Biomechanical aspects of two different implant-prosthetic concepts for edentulous maxillae. Int J Oral Maxillofac Implants. 1995 ; 10(2) : 188-198.	78
Berglundh T, et al. Early events in the process of osseointegration. Clin Oral Impl Res. 2003 (in press).	68, 74
Brunski JB. Biomaterials and biomechanics in dental implant design. Int J Oral Maxillofac Implants. 1988 ; 3(2) : 85-97.	67
Brånemark PI, Adell R, Breine U, Hansson BO, Lindstrom J, Ohlsson A. Intra-osseous anchorage of dental prostheses. I. Experimental studies. Scand J Plast Reconstr Surg. 1969 ; 3(2) : 81-100.	67
Brånemark PI, Hansson BO, Adell R, Breine U, Lindstrom J, Hallen O, Ohman A. Osseointegrated implants in the treatment of the edentulous jaw. Experience from a10-year period. Scand J Plast Reconstr Surg Suppl. 1977 ; 16 : 1-132.	69
Brånemark PI, Adell R, Albrektsson T, Lekholm U, Lindstrom J, Rockler B. An experimental and clinical study of osseointegrated implants penetrating the nasal cavity and maxillary sinus. J Oral Maxillofac Surg. 1984 ; 42(8) : 497-505.	69
Brånemark PI, Svensson B, van Steenberghe D. Ten-year survival rates of fixed prostheses on four or six implants ad modum Brånemark in full edentulism. Clin Oral Implants Res. 1995 ; 6(4) : 227-231.	77
Carlsson L, Rostlund T, Albrektsson B, Albrektsson T. Removal torques for polished and rough titanium implants. Int J Oral Maxillofac Implants. 1988 ; 3(1) : 21-24.	68
Cameron HU, Pilliar RM, MacNab I. The effect of movement on the bonding of porous metal to bone. J Biomed Mater Res. 1973 ; 7(4) : 301-311.	67
Casino AJ, Harrison P, Tarnow DP, Morris HF, Ochi S. The influence of type of incision on the success rate of implant integration at stage II uncovering surgery. J Oral Maxillofac Surg. 1997 ; 55 : 31-37.	64
Dahlin C, Lekholm U, Becker W, Becker B, Higuchi K, Callens A, van Steenberghe D. Treatment of fenestration and dehiscence bone defects around oral implants using the guided tissue regeneration technique: a prospective multicenter study. Int J Oral Maxillofac Implants. 1995 ; 10(3) : 312-318.	82
Davies JM, Campbell LA. Fatal air embolism during dental implant surgery: a report of three cases. Can J Anaesth. 1990 ; 37(1) : 112-21.	65
Eriksson AR, Albrektsson T. Temperature threshold levels for heat-induced bone tissue injury: a vital-microscopic study in the rabbit. J Prosthet Dent. 1983 ; 50(1) : 101-107.	65
Eriksson RA, Albrektsson T. The effect of heat on bone regeneration: an experimental study in the rabbit using the bone growth chamber. J Oral Maxillofac Surg. 1984 ; 42(11) : 705-711.	65
Friberg B, Jemt T, Lekholm U. Early failures in4,641consecutively placed Brånemark dental implants: a study from stage 1 surgery to the connection of completed prostheses. Int J Oral Maxillofac Implants. 1991 ; 6(2) : 142-146.	73, 75
Friberg B, Sennerby L, Roos J, Johansson P, Strid CG, Lekholm U. Evaluation of bone density using cutting resistance measurements and microradiography: an in vitro study in pig ribs. Clin Oral Implants Res. 1995a ; 6(3) : 164-171.	71, 73
Friberg B, Sennerby L, Roos J, Lekholm U. Identification of bone quality in conjunction with insertion of titanium implants. A pilot study in jaw autopsy specimens. Clin Oral Impl Res. 1995b ; 6 : 213-219.	73

Reference	Pages
Friberg B. Sterile operating conditions for the placement of intraoral implants. J Oral Maxillofac Surg. 1996 ; 54(11) : 1334-1336.	60
Friberg B, Nilson H, Olsson M, Palmquist C. Mk II : the self-tapping Brånemark implant : 5-year results of a prospective 3-center study. Clin Oral Implants Res. 1997 ; 8(4) : 279-285.	68, 75
Friberg B, Sennerby L, Grondahl K, Bergstrom C, Back T, Lekholm U. On cutting torque measurements during implant placement : a 3-year clinical prospective study. Clin Implant Dent Relat Res. 1999a ; 1(2) : 75-83.	73
Friberg B, Sennerby L, Meredith N, Lekholm U. A comparison between cutting torque and resonance frequency measurements of maxillary implants. A 20-month clinical study. Int J Oral Maxillofac Surg. 1999b ; 28(4) : 297-303.	73, 74
Friberg B. On bone quality and implant stability measurements. Thesis, University of Goteborg, Goteborg, Sweden, 1999.	66, 67, 68, 73, 74
Friberg B, Ekestubbe A, Sennerby L. Clinical outcome of Brånemark System implants of various diameters : a retrospective study. Int J Oral Maxillofac Implants. 2002 ; 17(5) : 671-677.	76
Fugazzotto PA. Success and failure rates of osseointegrated implants in function in regenerated bone for 6 to 51 months : a preliminary report. Int J Oral Maxillofac Implants. 1997 ; 12(1) : 17-24.	83
Girdler NM. Fatal sequel to dental implant surgery. J Oral Rehabil. 1994 ; 21(6) : 721-722.	65
Glauser R, Ree A, Lundgren A, Gottlow J, Hammerle CH, Scharer P. Immediate occlusal loading of Brånemark implants applied in various jawbone regions : a prospective, 1-year clinical study. Clin Implant Dent Relat Res. 2001 ; 3(4) : 204-213.	83
Gomez-Roman G, Schulte W, d'Hoedt B, Axman-Krcmar D. The Frialit-2 implant system : five-year clinical experience in single-tooth and immediately postextraction applications. Int J Oral Maxillofac Implants. 1997 ; 12(3) : 299-309.	83
Goodman S, Wang JS, Doshi A, Aspenberg P. Difference in bone ingrowth after one versus two daily episodes of micromotion : experiments with titanium chambers in rabbits. J Biomed Mater Res. 1993 ; 27(11) : 1419-1424.	67
Haider R, Watzek G, Plenk H. Effects of drill cooling and bone structure on IMZ implant fixation. Int J Oral Maxillofac Implants. 1993 ; 8(1) : 83-91.	66
Ivanoff CJ, Sennerby L, Lekholm U. Influence of soft tissue contamination on the integration of titanium implants. An experimental study in rabbits. Clin Oral Implants Res. 1996a ; 7(2) : 128-132.	60, 61
Ivanoff CJ, Sennerby L, Lekholm U. Influence of mono-and bicortical anchorage on the integration of titanium implants. A study in the rabbit tibia. Int J Oral Maxillofac Surg. 1996b ; 25(3) : 229-235.	69, 70
Ivanoff CJ, Sennerby L, Johansson C, Rangert B, Lekholm U. Influence of implant diameters on the integration of screw implants. An experimental study in rabbits. Int J Oral Maxillofac Surg. 1997 ; 26(2) : 141-148.	75, 76
Ivanoff CJ, Grondahl K, Sennerby L, Bergstrom C, Lekholm U. Influence of variations in implant diameters : a 3-to 5-year retrospective clinical report. Int J Oral Maxillofac Implants. 1999 ; 14(2) : 173-180.	75, 76
Ivanoff CJ. On surgical and implant related factors influencing integration and function of titanium implants : experimental and clinical aspects. Thesis, University of Göteborg, Göteborg, Sweden, 1999.	69, 70, 75, 76
Ivanoff CJ, Grondahl K, Bergstrom C, Lekholm U, Brånemark PI. Influence of bicortical or monocortical anchorage on maxillary implant stability : a 15-year retrospective study of Brånemark System implants. Int J Oral Maxillofac Implants. 2000 ; 15(1) : 103-110.	69
Jemt T, Lekholm U. Measurements of bone and frame-work deformations induced by misfit of implant superstructures. A pilot study in rabbits. Clin Oral Implants Res. 1998 ; 9(4) : 272-280.	70

Jensen J, Sindet-Pedersen S, Oliver AJ. Varying treatment strategies for reconstruction of maxillary atrophy with implants: results in98patients. J Oral Maxillofac Surg. 1994 ; 52(3) : 210-216. — 69

Johansson P, Strid KG. Assessment of bone quality from cutting resistance during implant surgery. Int J Oral Maxillofac Implants. 1994 ; 9 : 279-288. — 71

Kraut RA. Clean operating conditions for the placement of intraoral implants. J Oral Maxillofac Surg. 1996 ; 54(11) : 1337-1338. — 60

Krekmanov L, Kahn M, Rangert B, Lindstrom H. Tilting of posterior mandibular and maxillary implants for improved prosthesis support. Int J Oral Maxillofac Implants. 2000 ; 15(3) : 405-414. — 78, 79

Lambert PM, Morris HF, Ochi S. Positive effect of surgical experience with implants on second-stage implant survival. J Oral Maxillofac Surg. 1997 ; 55 : 12-18. — 62

Lekholm U, Zarb GA. Patient Selection and Preparation. In: Brånemark PI, Zarb GA, Albrektsson T. Tissue-Integrated Prostheses. Chicago: Quintessence, 1985a : 199-209. — 71, 73

Lekholm U, Adell R, Brånemark PI. Complications. In: Brånemark PI, Zarb GA, Albrektsson T. eds. Tissue-Integrated Prostheses. Chicago: Quintessence, 1985b : 233-240. — 67

Lekholm U. The Brånemark implant technique. A standardized procedure under continuous development. In: Laney WR, Tolman DE. eds. Tissue integration in oral, orthopedic and maxillofacial reconstruction. Chicago: Quintessence, 1992 : 194-199. — 68, 75

Lekholm U, van Steenberghe D, Herrmann I, Bolender C, Folmer T, Gunne J, Henry P, Higuchi K, Laney WR. Osseointegrated implants in the treatment of partially edentulous jaws: a prospective5-year multicenter study. Int J Oral Maxillofac Implants. 1994 ; 9 : 627-635. — 75, 77

Lekholm U, Sennerby L, Roos J, Becker W. Soft tissue and marginal bone conditions at osseointegrated implants that have exposed threads: a5-year retrospective study. Int J Oral Maxillofac Implants. 1996 ; 11(5) : 599-604. — 81

Lundskog J. Heat and bone tissue. An experimental investigation of the thermal properties of bone and threshold levels for thermal injury. Scand J Plast Reconstr Surg. 1972 ; 9 : 1-80. — 65

Meredith N, Alleyne D, Cawley P. Quantitative determination of the stability of the implant-tissue interface using resonance frequency analysis. Clin Oral Implants Res. 1996 ; 7(3) : 261-267. — 72

Meredith N, Friberg B, Sennerby L, Aparicio C. Relationship between contact time measurements and PTV values when using the Periotest to measure implant stability. Int J Prosthodont. 1998a ; 11(3) : 269-275. — 71

Meredith N. Assessment of implant stability as a prognostic determinant. Int J Prosthodont. 1998b ; 11(5) : 491-501. — 71

Mericske-Stern R, Milani D, Mericske E, Olah A. Periotest measurements and osseointegration of mandibular ITI implants supporting overdentures. A one-year longitudinal study. Clin Oral Implants Res. 1995 ; 6(2) : 73-82. — 71

Naert I, Quirynen M, van Steenberghe D, Darius P. A study of 589consecutive implants supporting complete fixed prostheses. Part II: Prosthetic aspects. J Prosthet Dent. 1992 ; 68(6) : 949-956. — 78

Nystrom E. Onlay bone grafts and implants in the reconstruction of severely resorbed maxillae: A one-stage procedure. Thesis, University of Goteborg, Goteborg, Sweden, 1995. — 62

Ogiso B, Hughes FJ, Melcher AH, McCulloch CA. Fibroblasts inhibit mineralised bone nodule formation by rat bone marrow stromal cells in vitro. J Cell Physiol. 1991 ; 146(3) : 442-450. — 60, 61

Olive J, Aparicio C. Periotest method as a measure of osseointegrated oral implant stability. Int J Oral Maxillofac Implants. 1990 ; 5(4) : 390-400. — 71

Olsson M, Friberg B, Nilson H, Kultje C. MkII--a modified self-tapping Brånemark implant: 3-year results of a controlled prospective pilot study. Int J Oral Maxillofac Implants. 1995; 10(1): 15-21.	68
Pillar RM, Lee JM, Maniatopoulos C. Observations on the effects of movement on bone ingrowth into porous-surfaced implants. Clin Orthop Rel Res1986; 208: 108-113.	67
Rangert B, Krogh PH, Langer B, Van Roekel N. Bending overload and implant fracture: a retrospective clinical analysis. Int J Oral Maxillofac Implants. 1995; 10(3): 326-334.	77
Roos J, Sennerby L, Albrektsson T. An update on the clinical documentation on currently used bone anchored endosseous oral implants. Dent Update. 1997; 24(5): 194-200.	75
Rosenquist B, Grenthe B. Immediate placement of implants into extraction sockets: implant survival. Int J Oral Maxillofac Implants. 1996; 11(2): 205-209.	68, 83
Scharf DR, Tarnow DP. The effect of crestal versus mucobuccal incisions on the success rate of implant osseointegration. Int J Oral Maxillofac Implants. 1993; 8(2): 187-190.	60, 64
Schatzker J, Horne JG, Sumner-Smith G. The effect of movement on the holding power of screws in bone. Clin Orthop. 1975; (111): 257-262.	68
Scipioni A, Bruschi GB, Giargia M, Berglundh T, Lindhe J. Healing at implants with and without primary bone contact. An experimental study in dogs. Clin Oral Implants Res. 1997; 8(1): 39-47.	68
Sennerby L, Lekholm U, Ericson LE. Soft-tissue response to clinically retrieved titanium cover screws reimplanted in the rat abdominal wall. Int J Oral Maxillofac Implants. 1989; 4(3): 233-239.	61
Sennerby L, Thomsen P, Ericson LE. A morphometric and biomechanic comparison of titanium implants inserted in rabbit cortical and cancellous bone. Int J Oral Maxillofac Implants. 1992; 7(1): 62-71.	74
Sennerby L, Lekholm U. The soft tissue response to titanium abutments retrieved from humans and reimplanted in rats. A light microscopic study. Clin Oral Implants Res. 1993; 4(1): 23-27.	61
Sennerby L, Roos J. Surgical determinants of clinical success of osseointegrated oral implants: a review of the literature. Int J Prosthodont. 1998; 11(5): 408-420.	81
Small PN, Tarnow DP. Gingival recession around implants: a1-year longitudinal prospective study. Int J Oral Maxillofac Implants. 2000; 15(4): 527-532.	64
Soballe K, Hansen ES, Brockstedt-Rasmussen H, Pedersen CM, Bunger C. Hydroxyapatite coating enhances fixation of porous coated implants. A comparison in dogs between press fit and noninterference fit. Acta Orthop Scand. 1990; 61(4): 299-306.	68
Teerlinck J, Quirynen M, Darius P, van Steenberghe D. Periotest: an objective clinical diagnosis of bone apposition toward implants. Int J Oral Maxillofac Implants. 1991; 6(1): 55-61.	71
Tolman DE, Keller EE. Endosseous implant placement immediately following dental extraction and alveoloplasty: preliminary report with6-year follow-up. Int J Oral Maxillofac Implants. 1991; 6(1): 24-28.	83
Truhlar RS, Morris HF, Ochi S, Winkler S. Assessment of implant mobility at second-stage surgery with the Periotest: DICRG Interim Report No. 3. Dental Implant Clinical Research Group. Implant Dent. 1994; 3(3): 153-156.	71
Truhlar RS, Farish SE, Scheitler LE, Morris HF, Ochi S. Bone quality and implant design-related outcomes through stage II surgical uncovering of Spectra-System root form implants. J Oral Maxillofac Surg. 1997; 55: 46-54.	69
Van Oosterwyck H, Duyck J, Vander Sloten J, Van der Perre G, De Cooman M, Lievens S, Puers R, Naert I. The influence of bone mechanical properties and implant fixation upon bone loading around oral implants. Clin Oral Implants Res. 1998; 9(6): 407-418.	69, 70
Venturelli A. A modified surgical protocol for placing implants in the maxillary tuberosity: clinical results at36months after loading with fixed partial dentures. Int J Oral Maxillofac Implants. 1996; 11(6): 743-749.	68, 69

Wennerberg A, On surface roughness and implant incorporation. Thesis, University of Goteborg, Goteborg, Sweden, 1996.	66
Wennstrom JL, Bengazi F, Lekholm U. The influence of the masticatory mucosa on the peri-implant soft tissue condition. Clin Oral Implants Res. 1994 ; 5(1) : 1-8.	81

第2部第3章

Albrektsson T, Brånemark PI, Hansson HA, Lindstrom J. Osseointegrated titanium implants. Requirements for ensuring a long-lasting, direct bone-to-implant anchorage in man. Acta Orthop Scand. 1981 ; 52(2) : 155-170.	84, 87
Buser D, Mericske-Stern R, Bernard JP, Behneke A, Behneke N, Hirt HP, Belser UC, Lang NP. Long-term evaluation of non-submerged ITI implants. Part1 : 8-year life table analysis of a prospective multi-center study with2359implants. Clin Oral Implants Res. 1997 ; 8(3) : 161-172.	85
Buser D, Nydegger T, Oxland T, Cochran DL, Schenk RK, Hirt HP, Snetivy D, Nolte LP. Interface shear strength of titanium implants with a sandblasted and acid-etched surface : a biomechanical study in the maxilla of miniature pigs. J Biomed Mater Res. 1999 ; 45(2) : 75-83.	88
Brånemark PI, Hansson BO, Adell R, Breine U, Lindstrom J, Hallen O, Ohman A. Osseointegrated implants in the treatment of the edentulous jaw. Experience from a10-year period. Scand J Plast Reconstr Surg Suppl. 1977 ; 16 : 1-132.	84, 87, 88
Brånemark PI, Engstrand P, Ohrnell LO, Grondahl K, Nilsson P, Hagberg K, Darle C, Lekholm U. Brånemark Novum : a new treatment concept for rehabilitation of the edentulous mandible. Preliminary results from a prospective clinical follow-up study. Clin Implant Dent Relat Res. 1999 ; 1(1) : 2-16.	84, 88, 89, 95
Cochran DL, Hermann JS, Schenk RK, Higginbottom FL, Buser D. Biologic width around titanium implants. A histometric analysis of the implanto-gingival junction around unloaded and loaded nonsubmerged implants in the canine mandible. J Periodontol. 1997 ; 68(2) : 186-198.	86
Cooper L, Felton DA, Kugelberg CF, Ellner S, Chaffee N, Molina AL, Moriarty JD, Paquette D, Palmqvist U. A multicenter12-month evaluation of single-tooth implants restored3 weeks after1-stage surgery. Int J Oral Maxillofac Implants. 2001 ; 16(2) : 182-192.	88
Deporter DA, Watson PA, Pilliar RM, Melcher AH, Winslow J, Howley TP, Hansel P, Maniatopoulos C, Rodriguez A, Abdulla D, et al. A histological assessment of the initial healing response adjacent to porous-surfaced, titanium alloy dental implants in dogs. J Dent Res. 1986 ; 65(8) : 1064-1070.	88
Deporter DA, Watson PA, Pilliar RM, Chipman ML, Valiquette N. A histological comparison in the dog of porous-coated vs. threaded dental implants. J Dent Res. 1990 ; 69(5) : 1138-1145.	88
Ericsson I, Randow K, Glantz PO, Lindhe J, Nilner K. Clinical and radiographical features of submerged and nonsubmerged titanium implants. Clin Oral Implants Res. 1994 ; 5(3) : 185-189.	84, 86
Ericsson I, Nilner K, Klinge B, Glantz PO. Radiographical and histological characteristics of submerged and nonsubmerged titanium implants. An experimental study in the Labrador dog. Clin Oral Implants Res. 1996 ; 7(1) : 20-26.	84, 85
Ericsson I, Randow K, Nilner K, Petersson A. Some clinical and radiographical features of submerged and non-submerged titanium implants. A5-year follow-up study. Clin Oral Implants Res. 1997 ; 8(5) : 422-426.	84, 85, 86
Ericsson I, Randow K, Nilner K, Peterson A. Early functional loading of Brånemark dental implants : 5-year clinical follow-up study. lin Implant Dent Relat Res. 2000 ; 2(2) : 70-7.	88, 89

Friberg B, Sennerby L, Linden B, Grondahl K, Lekholm U. Stability measurements of one-stage Branemark implants during healing in mandibles. A clinical resonance frequency analysis study. Int J Oral Maxillofac Surg. 1999 ; 28(4) : 266-272. — 89

Glauser R, Ree A, Lundgren A, Gottlow J, Hammerle CH, Scharer P. Immediate occlusal loading of Brånemark implants applied in various jawbone regions : a prospective, 1-year clinical study. Clin Implant Dent Relat Res. 2001 ; 3(4) : 204-213. — 88

Goodman S, Wang JS, Doshi A, Aspenberg P. Difference in bone ingrowth after one versus two daily episodes of micromotion : experiments with titanium chambers in rabbits. J Biomed Mater Res. 1993 ; 27(11) : 1419-1424. — 87

Henry P, Rosenberg I. Single-stage surgery for rehabilitation of the edentulous mandible : preliminary results. Pract Periodontics Aesthet Dent. 1994 ; 6(9) : 15-22 — 88, 89

Hermann JS, Cochran DL, Nummikoski PV, Buser D. Crestal bone changes around titanium implants. A radiographic evaluation of unloaded nonsubmerged and submerged implants in the canine mandible. J Periodontol. 1997 ; 68(11) : 1117-1130. — 86

Horiuchi K, Uchida H, Yamamoto K, Sugimura M. Immediate loading of Brånemark system implants following placement in edentulous patients : a clinical report. Int J Oral Maxillofac Implants. 2000 ; 15(6) : 824-830. — 88, 89

Ivanoff CJ, Sennerby L, Lekholm U. Influence of mono-and bicortical anchorage on the integration of titanium implants. A study in the rabbit tibia. Int J Oral Maxillofac Surg. 1996 ; 25(3) : 229-235. — 87

Ivanoff CJ. On surgical and implant related factors influencing integration and function of titanium implants : experimental and clinical aspects. Thesis, University of Goteborg, Goteborg, Sweden, 1999. — 84

Johansson C, Albrektsson T. Integration of screw implants in the rabbit : a1-year follow-up of removal torque of titanium implants. Int J Oral Maxillofac Implants. 1987 ; 2(2) : 69-75. — 87

Lekholm U, Zarb GA. Patient Selection and Preparation. In : Brånemark PI, Zarb GA, Albrektsson T. Tissue-Integrated Prostheses. Chicago : Quintessence, 1985 : 199-209. — 86, 90, 95

Piattelli A, Ruggeri A, Franchi M, Romasco N, Trisi P. An histologic and histomorphometric study of bone reactions to unloaded and loaded non-submerged single implants in monkeys : a pilot study. J Oral Implantol. 1993 ; 19(4) : 314-320. — 88

Pilliar RM, Lee JM, Maniatopoulos C. Observations on the effect of movement on bone ingrowth into porous-surfaced implants. Clin Orthop. 1986 ; (208) : 108-13. — 87

Sennerby L, Thomsen P, Ericson LE. A morphometric and biomechanic comparison of titanium implants inserted in rabbit cortical and cancellous bone. Int J Oral Maxillofac Implants. 1992 ; 7(1) : 62-71. — 87

Schnitman PA, Wohrle PS, Rubenstein JE, DaSilva JD, Wang NH. Ten-year results for Brånemark implants immediately loaded with fixed prostheses at implant placement. Int J Oral Maxillofac Implants. 1997 ; 12(4) : 495-503. — 88, 89

Szmukler-Moncler S, Piattelli A, Favero GA, Dubruille JH. Considerations preliminary to the application of early and immediate loading protocols in dental implantology. Clin Oral Implants Res. 2000 ; 11(1) : 12-25. — 88

Tal H, Artzi Z, Moses O, Nemcovsky CE, Kozlovsky A. Spontaneous early exposure of submerged endosseous implants resulting in crestal bone loss : a clinical evaluation between stage I and stage II surgery. Int J Oral Maxillofac Implants. 2001 ; 16(4) : 514-521. — 86

索引

あ

アイソザイム ……………………………………40, 43
　　　　LDH—— ……………………………………40
アスピリン ……………………………………………45
アミノ酸 ………………………………………………40
アルカリフォスタファーゼ ……………………………65
アルブミン ……………………………………………40
　　　　——／グロブリン比（A/G 比） ……………40
悪性
　　　　——腫瘍 ……………………………………40, 42
　　　　——貧血 ……………………………………40, 41
RF 値 …………………………………………………72, 89
RF 分析 ………………………………………………89

い

1 回法 …………………………………………………84
2 回法 …………………………………………………84
インスリノーマ ………………………………………40
インスリン ……………………………………………44
インプラント固定係数 ………………………………72
胃癌 ……………………………………………………40
移植骨 …………………………………………………82
移動 ……………………………………………………21
　　　　——相 ………………………………………25
異物 ……………………………………………………24, 26, 56

う

ウイルス ………………………………………………35
　　　　——感染症 …………………………………42

え

ALT（GPT） …………………………………………40
AST（GOT） …………………………………………40
ASA スコア …………………………………………38
エピネフリン …………………………………………11
HBs 抗原・抗体 ……………………………………42
栄養 ……………………………………………………26
　　　　——障害 ……………………………………54
　　　　——不良 ……………………………………40
液性免疫 ……………………………………………35

お

壊死 ……………………………………………………8, 65, 67
　　　　——層 ………………………………………33
　　　　——組織 ……………………………………26
　　　　——組織除去 ………………………………12
　　　　——組織片 …………………………………26
X 線写真診査 ………………………………………71
炎症 ……………………………………………………42
　　　　——期 ………………………………………22, 23
　　　　——性細胞 …………………………………23
延長部（カンチレバー部） ……………………………78

お

Osstell® ………………………………………………72
オステオカルシン ……………………………………43
オンレーグラフト ……………………………………62
嘔吐 ……………………………………………………43
応力－歪み試験 ……………………………………69
汚染
　　　　——除去 ……………………………………12
　　　　——創傷 ……………………………………54

か

カバースクリュー ……………………………………86
カプトプリル …………………………………………45
ガラクトース血症 ……………………………………40
カリウム ………………………………………………45
カルシウム ……………………………………………43
　　　　——拮抗剤 …………………………………44
カンチレバー …………………………………………78
外圧 ……………………………………………………26
壊血病 …………………………………………………42
外骨膜 …………………………………………………29
海綿骨 …………………………………………………48
化学伝達物質 ………………………………………21
学習曲線 ……………………………………………49, 63, 69
仮骨 ……………………………………………………30
　　　　外—— ………………………………………30
　　　　外軟骨性—— ………………………………30
　　　　内—— ………………………………………30
　　　　軟骨性—— …………………………………30
荷重
　　　　早期—— ……………………………………87
　　　　即時—— ……………………………………72, 87

109

遅延型——	88
顎間関係	47
褐色細胞腫	45
活性化部分トロンボプラスチン時間	42
角化粘膜	64
加熱	9
痂皮	21, 25
肝炎	40
アルコール性——	40
劇症——	40
慢性——	40
慢性——非活動型	40
肝癌	40, 42
間隙	68
肝硬変	40, 41, 42
間質組織	22
肝障害	40, 42
冠状動脈	
——狭窄症	44
——疾患	44
——バイパス術	44
感染	42, 54, 82
——源	54
——症	41
——症検査	42
——創傷	54
——リスク	83
乾燥	9, 20
肝臓病	41
肝不全	41
間葉系細胞	24

き

キニン	35
キラーT-細胞	35
飢餓	43
基質	24
喫煙	57, 58
——者	58
基底骨	48
基底膜	23
機能障害	35
逆三角針	14
凝固	10
電気——	10
熱——	10
強心剤	44

共振周波数	
——値	72, 73
——分析	71, 72, 89
——分析器	72
強心配糖体	44
強湾針	14
虚血	26, 67, 68, 74
禁煙	57
筋ジストロフィー	40

く

クッシング症候群	39, 40
クレアチニン	40
クロニジン	45
クロルプロパミド	44
クロルヘキシジン	54

け

ケトン体	43
経口	
——糖尿病薬	44
——投与	55
——避妊薬	44
形質細胞	35
傾斜埋入	78, 79
形成	
——温度	65
——精度	66
外科術野	3
血液	
——一般検査	41
——供給	8, 30, 64, 82
——凝固	10, 22
——凝固検査	42
——生化学検査	40
——像	41
結核	41
血管	
——拡張	22, 23, 35
——収縮	22, 23, 57
——収縮剤	20
——収縮薬	11
——周皮細胞	23
——相	22
——内皮細胞	22, 23, 24
血球成分	41

結紮	11
血算	41
血腫	12, 26
――形成	10
血漿	22, 23
漏出――	22
血小板	24
――凝集亢進	57
――減少性紫斑病	41
――数	41, 43
――無力症	42
血栓形成剤	20
血沈検査	41
血糖	40
空腹時――	40
血餅	10, 21, 23, 74
血友病	42
血流	
――障害	20
――阻害	57, 58, 77, 82
下痢	43
嫌気性細菌	56
顕微 X 線	46

こ

コラーゲン	22
高圧酸素	
――室	57
――治療装置	57
――療法	57
抗うつ薬	45
好塩基球	41
好気性レンサ球菌	56
抗痙攣薬	45
高血圧用薬剤	45
抗血液凝固薬剤	45
抗原性	26
膠原病	41, 42
好酸球	41
甲状腺	
――機能亢進症	40
――機能低下症用薬剤	44
――製剤	44
――ホルモン剤	44
抗生剤	55
向精神薬	45
酵素	65

抗体	26
好中球	35, 41
高熱	43
抗不整脈薬	44
高齢	52
――者	52
呼吸器	54
骨移植	58
骨―インプラント接触率（量）	38, 48, 60, 69, 70
骨化	30
骨芽細胞	29, 33
軟――	30
骨型 ALP	43
骨機能検査	43
骨吸収	47
――マーカー	43
骨グラタンパク	43
骨形成原細胞	29
骨硬度	47, 73
骨細胞	33, 65
骨質	46, 47, 48, 51, 73
骨髄	29
――炎	61
――腔	29
――脂肪滴	29
――腫	41
骨造成	58, 78, 79, 82
骨粗鬆症	38, 39
骨代謝	
――疾患	39
――マーカー	43
骨伝導	33
骨軟化症	39
骨密度	46, 48, 73
骨誘導	33
骨量	46, 47, 48, 51
固定	30
バイコーティカル――	69
モノコーティカル――	69
――度	71, 89
コラーゲン	24
トロポ――	24
――線維	24
――束	23, 25

さ

細菌感染症	41, 42

塞栓症 …… 65
細胞
　　──性免疫 …… 35
　　──層 …… 22, 23
　　──毒薬剤 …… 18
　　──内寄生細菌 …… 35
殺菌性 …… 56
挫滅 …… 8, 9, 20
三角針 …… 14
酸化膜 …… 33
酸素 …… 26
　　──運搬能 …… 10
残存歯槽堤 …… 47

し

CRP（C反応性タンパク） …… 42
GOT（AST） …… 40
GPT（ALT） …… 40
シェーグレン症候群 …… 39
ジゴキシン …… 44
C型肝炎 …… 42
閾値 …… 65, 67
　　──温度 …… 65
死腔 …… 12, 27
刺激 …… 35
止血 …… 10, 42
　　圧迫── …… 11
　　──機能 …… 43
自己免疫疾患 …… 18
持針器 …… 13
　　ウェブスター型── …… 13
　　ヘガール型── …… 13
　　マチュウ型── …… 13
歯槽堤吸収 …… 50
脂肪肝 …… 40
脂肪代謝 …… 43
若年 …… 52
　　──齢 …… 53, 54
弱湾針 …… 14
縦断的研究 …… 87
手術
　　──解剖学 …… 7
　　──環境 …… 60, 61
　　──経験 …… 62
腫脹 …… 35
出血 …… 22
　　──傾向 …… 45

　　──時間 …… 42, 45
術後感染 …… 54
　　──委員会 …… 54
　　──率 …… 54
術後投与 …… 55
術前予防投与 …… 54, 55
術野 …… 3
循環多分化能性間葉細胞 …… 29
消化管 …… 54
上顎洞粘膜 …… 21
硝酸塩 …… 44
上室性頻拍性不整脈 …… 44
上皮 …… 21, 23, 24
　　──細胞 …… 23
　　──小体亢進症 …… 39
静脈内鎮静法 …… 11
初期固定 …… 72, 73
除去トルク …… 48, 71, 87
　　──値 …… 69, 70, 76
植立部位 …… 51
腎炎 …… 43
　　急性── …… 40
　　糸球体── …… 43
　　腎盂── …… 40
　　慢性── …… 40
心筋梗塞 …… 40, 41, 42
腎硬化症 …… 43
心室性
　　──心悸亢進 …… 44
　　──早期収縮 …… 44
新生骨 …… 30
腎性糖尿 …… 43
侵入増殖 …… 26
真皮 …… 23
心不全 …… 40
　　うっ血性── …… 18
　　充血性── …… 44
腎不全 …… 40, 41

す

ステロイド
　　──剤 …… 18
　　──治療 …… 54
　　非──系抗炎症剤 …… 45
　　副腎皮質──剤 …… 44
膵炎 …… 40
膵癌 …… 40

膵島腺腫 ……………………………………… 40

せ

セルフタップ ………………………………… 68
生化学検査 …………………………………… 40
生活反応期 …………………………………… 22
生体
　　──親和性 ………………………………… 34
　　──免疫機構 ……………………………… 26
　　──力学的要素 ………………………………… 96
赤沈検査 ……………………………………… 41
切開 ……………………………………… 20, 64
　　口腔前庭── ……………………………… 64
　　減張── …………………………………… 8
　　歯槽頂── ………………………………… 64
　　──法 …………………………………… 64
石灰化 ………………………………………… 29
赤血球 ………………………………………… 41
切削抵抗 ……………………………… 46, 71, 73
　　──値 ……………………………………… 46, 73
接触抑制 ……………………………………… 21, 32
線維
　　──芽細胞 …………………… 23, 24, 25, 52, 60
　　──形成期 ………………………………… 24
　　──増殖 …………………………………… 24
　　──素溶解 ………………………………… 24
　　──素溶解酵素 …………………………… 24
洗口 …………………………………………… 54
穿孔 …………………………………………… 86
全身性エリテマトーデス …………………… 39

そ

走化性因子 …………………………………… 24
早期失敗 ……………………………………… 73
喪失期間 ……………………………………… 50
創傷
　　清潔── …………………………………… 54
　　──汚染度 ………………………………… 54
　　──成熟期 ………………………………… 24
　　──治癒 ……………………………… 20, 22, 52
増殖相 ………………………………………… 25
創内
　　──浄化 …………………………………… 22
　　──浄化期 ………………………………… 22
即時埋入 ……………………………………… 83
　　抜歯後── ………………………………… 83

組織
　　──間隙 …………………………………… 18
　　──再構築期 ……………………………… 22, 24
　　──刺激物質 ……………………………… 35
　　──修復 …………………………………… 26
　　──修復期 ……………………………… 22, 24
　　──損傷 …………………………………… 65
粗糙度 ………………………………………… 47
粗面 …………………………………………… 74

た

タンパク
　　──分解酵素 ……………………………… 20
　　──漏出性胃腸症 ………………………… 40
　　異種── …………………………………… 35
　　高──食摂取 ……………………………… 40
　　総── ……………………………………… 40
　　低──食摂取 ……………………………… 40
代謝
　　──異常 …………………………………… 18
　　──機能 …………………………………… 39
　　──性疾患 ………………………………… 54
大腸癌 ………………………………………… 40
多血症 ………………………………………… 41
多施設研究 ………………………………… 62, 64
脱水 …………………………………………… 40
多発性骨髄腫 ………………………………… 40
多分化能性 …………………………………… 24
単球 ………………………………………… 35, 41
　　──前駆細胞 ……………………………… 29
胆石症 ……………………………………… 40, 42
胆道疾患 ……………………………………… 42

ち

遅滞相 ………………………………………… 22
注水
　　外部── …………………………………… 65
　　内部── …………………………………… 65
治癒
　　一次── ………………………………… 27, 30
　　二次── …………………………………… 27
　　三次── …………………………………… 27
　　──期間 ……………………………… 73, 74, 87
長期追跡研究 ………………………………… 62
兆候 …………………………………………… 35
直針 …………………………………………… 14

沈降速度 ………………………………………… 41

て

ティッシュフック ……………………………… 9
デオキシビリジノリン ………………………… 43
テンションフリー ……………………………… 26
添加 ……………………………………………… 65
伝令 ……………………………………………… 35

と

トランキライザー ……………………………… 45
トランスデューサー …………………………… 72
ドレーン ………………………………………… 12
トロンビン ……………………………………… 11
同心円(状)層板構造 …………………………… 31
糖質利用阻害 …………………………………… 43
凍傷 ……………………………………………… 20
疼痛 ……………………………………………… 35
糖尿病 …………………………… 18, 38, 39, 40, 43
　　　──治療薬 …………………………… 44
貪食
　　　──過程 ………………………………… 26
　　　──作用 ………………………………… 35

な

ナイロン ………………………………………… 14
内圧 ……………………………………………… 26
内骨膜 …………………………………………… 29
内分泌疾患用薬 ………………………………… 44
軟骨 ……………………………………………… 30
　　　──化 …………………………………… 30

に

二重盲検試験 …………………………………… 56
肉芽組織 ………………………………………… 24
乳酸脱水素酵素 ………………………………… 40
尿
　　　──一般検査 …………………………… 43
　　　──生殖器 ……………………………… 54
　　　──潜血 ………………………………… 43
　　　──素チッ素 …………………………… 40
　　　──タンパク …………………………… 43
　　　──沈渣 ………………………………… 43
　　　──糖 …………………………………… 43
　　　──毒症 …………………………… 40, 42
　　　──崩症 ………………………………… 40
　　　──路感染症 …………………………… 43
　　　──路系 ………………………………… 43
　　　──路結石 ……………………………… 43
　　　──路腫瘍 ……………………………… 43
　　　──路閉塞 ……………………………… 40

ね

ネジ山 …………………………………………… 81
ネフローゼ ……………………………………… 40
　　　──症候群 ………………………… 40, 43
熱感 ……………………………………………… 35
熱傷 ……………………………………………… 20
年齢 ……………………………………………… 52

の

Novum …………………………………………… 95

は

バイタルサイン ………………………………… 11
ハバース管 ……………………………………… 29
パルスオキシメーター ………………………… 11
肺炎球菌 ………………………………………… 42
敗血症 …………………………………………… 41
肺梗塞 …………………………………………… 40
肺疾患用薬剤 …………………………………… 45
胚上皮細胞 ……………………………………… 21
培地 ……………………………………………… 10
梅毒検査 ………………………………………… 42
培養骨髄間質細胞 ……………………………… 60
破骨細胞 …………………………………… 29, 35
白血球 ………………………………… 22, 23, 25
　　　多形核── ………………………… 23, 57
　　　──分画 ………………………………… 41
白血病 ……………………………………… 40, 41
　　　慢性── ………………………………… 41
抜歯窩 …………………………………………… 28
発赤 ……………………………………………… 35
晩期失敗 ………………………………………… 73
瘢痕 …………………………………… 15, 22, 24, 27
　　　──形成 …………………………… 26, 27

ひ

pH	20
ピンセット	9
無鈎——	9
有鈎——	9
ヒスタミン	22, 23, 35
ヒストラジオグラフ	46
ビタミンK欠乏症	42
ヒドララジン	45
B型肝炎	42
非喫煙者	58
引き抜きテスト	71
脾機能亢進症	41
非自己	26
皮質骨	48
微小骨折	67
微小動揺	67, 87
肥大性心筋症	18
引っ張り	9
表面性状	34
貧血	26, 41
再生不良性——	41

ふ

フィブリン	22, 24
——索	24
フィブロネクチン	24
フェニトイン	45
フェノバルビタール	45
プラークコントロール	81
プラスミン	24
プラゾシン	45
プリミドン	45
プレタップ	68
プロスタグランジン	22, 23, 35
プロトロンビン時間	42
部位	51
不活性化	65
副腎機能不全	44
浮腫	18, 22, 64
——形成	18
不定形吸収	50
分化	35
吻合	25

へ

ページェット病	39
ヘマトクリット	41
ヘモグロビン	41
ペリオテスト	71
ヘルパーT細胞	35
米国外科医協会	54
米国心臓病協会	55
閉塞性黄疸	41
閉塞性尿路疾患	40
β-遮断薬	44

ほ

ポリエステル	14
ポリプロピレン	14
ホルモン	
——異常	39
——剤	44
黄体——	41
副甲状腺——	43
卵胞——	44
防御機構	35
縫合	13, 15
オーバーアンドオーバー——	17
外反——	15
結節——	16
垂直マットレス——	16
単純——	16
内反——	15
——糸	14
——針	14
埋没——	14, 16
連続外反褥被——	17
連続かがり——	17
連続——	16, 17
放射線	
——骨壊死	57
——治療	18, 57
——被爆	20
——被爆患者	57
補充薬剤	44
本態性高血圧症	45

ま

マイクロラジオグラフ	46
マクロファージ	24, 35
マルティフィラメント	14
埋入方向	78
前向き研究	68
曲げ力	70
末梢血検査	41
丸針	14
慢性炎症反応	26
慢性閉塞性肺疾患	18

む

ムコ多糖類	33
無機リン	43
無歯症	53

め

メチルドーパ	45
メフェニトイン	45
メフォバルビタール	45
メンブレン	82
免疫	
——・血清学的検査	42
——系	35
——不全疾患	40

も

モニタリング	11
モノフィラメント	14
毛細血管	23, 24

や

薬剤障害	41
薬物依存	18

よ

溶解作用	26

り

リウマチ	
——性関節炎	39
——性疾患	39
——熱	42
慢性関節——	42
リチウム	45
リドカイン	44
リモデリング期	24
リンパ	22
B-——球	35
——球	24, 41
リンフォカイン	35
利尿薬	45
臨床	
——解剖学	7
——検査	40

る

類骨	29

れ

レセルピン	45
裂開	8, 22
裂傷	8, 27

ろ

漏洩	54
露出	81

わ

ワイドプラットホーム	75
若木骨折	30

エビデンスを読むための英キーワード集

※本文中と日本語訳が違う場合は，括弧内に本文中の訳を示す．

A

activated partial thromboplastin time：APTT 活性化部分トロンボプラスチン時間		42
AHA	米国心臓病協会	55
air embolism	塞栓症	65
alanine 2-oxogluate aminotransferase ALT		40
albumin：Alb	アルブミン	40
albumin-globulin ratio アルブミン／グロブリン比		40
alkaline phosphatase	骨型ALP	43
alkaline phosphatase	アルカリフォスタファーゼ	65
American College of Surgeons	米国外科医協会	54
American Society of Anesthesiologists 米国麻酔科医協会		38
anatomic reduction of the fracture 解剖学的な骨折の整復		30
anemia	貧血	26
anodontia	無歯症	53
antiarrhythmic agent	抗不整脈薬	44
antibodies	抗体	26, 35
anticoagulant	抗血液凝固薬剤	45
antidepressant	抗うつ薬	45
antiepileptic medication	抗痙攣薬	45
antigenic	抗原性	26
antihypertensive	高血圧用薬剤	45
asepic operatig condition	手術環境	60
asparate 2-oxogluate aminotransferase AST		40
aspirin	アスピリン	45
assessment of implant stability インプラントの固定度の評価法		71
atraumatic	非侵襲的な	15, 64
atrophic jaw	吸収が進んだ顎骨	78
autoimmune disease	自己免疫疾患	18

B

bactericidal	殺菌性	56
basement membrane	基底膜	23
bending force	曲げ力	70
bi-cortical anchorage	バイコーティカル固定	69
biocompatibility	生体親和性	34
bio-mechanical factor	生体力学的要素	96
biopsy	バイオプシー	9
blanket stitch	連続かがり縫合	17
bleeding time	出血時間	42
blood clot	血餅	23
blood coagulation	血液凝固	10
blood flow	血流	22
blood platelet：PLAT, PL	血小板数	41
blood sedimentation	赤沈	41
blood sugar, glucose：BS	血糖	40
blood supply	血液供給	8
blood urea nitrogen：BUN, UN	尿素窒素	40
blood vessel vasoconstriction	血管収縮	22
blood vessel vasodilatation	血管拡張	22
B-lymphocyte	B‐リンパ球	35
bone absorption marker	骨吸収マーカー	43
bone healing	骨の治癒（骨の創傷治癒）	29
bone metabolic disease	骨代謝疾患	39
bone metabolism marker	骨代謝マーカー	43
bone-implant contact	骨‐インプラント接触	69
bone-implant contact ratio 骨‐インプラント接触率		38, 51
buried suture	埋没縫合	14, 16

C

calcify	石灰化	29
calcium	カルシウム	43
calcium channel blocking agent カルシウム拮抗剤		44
callus	仮骨	30
cantilever	カンチレバー	78
capillary	毛細血管	23, 24, 25
capillary budding	毛細血管発芽	25
captopril	カプトプリル	45
cardiac	強心剤	44
cardiac glycoside	強心配糖体	44
cardinal signs	重要な兆候	35
cartilage	軟骨	30
cartilaginous callus	軟骨性仮骨	30
catabolic metabolic state	代謝異常	18
cell-mediated immunity	細胞性免疫	35
cellular phase	細胞相	22
chemical	化学	20
chemical mediator	化学伝達細胞	21
chemotactic factor	走化性因子	24
chondrify	軟骨化する（軟骨化）	30

chondroblasts	軟骨芽細胞	30
chronic inflammatory reaction	慢性炎症反応	26
chronic obstructive pulmonary disease : COPD	慢性閉塞性肺疾患	18
cigarette smoking	喫煙	58
circulating pluripotential mesenchymal cells	循環多分化能性間葉細胞	29
clean	清潔な	60
clean wound	清潔創傷	54
clean-contaminated wound	清潔-汚染創傷	54
clonidine	クロニジン	45
clotted blood	血餅	10
collagen	コラーゲン	22
collagen bundle	コラーゲン束	23, 25
collagen deposition	コラーゲンの添加	27
compression hemostasis	圧迫止血	11
compromised blood flow	血流障害	20
congestive heart failure	うっ血性心不全	18
consensus statements	統一見解	53
contact inhibition	接触抑制	21
contaminated wound	汚染創傷	54
continous everting mattress stitch	連続外反褥被縫合	17
continuity	連続性	22
continuous suture	連続縫合	16, 17
corticosteroid	副腎皮質ホルモン(ステロイド剤)	18, 44
corticosteroids therapy	ステロイド治療	54
C-reactive protein	C反応性タンパク	42
creatinine : Cr, SCr	クレアチニン	40
crestal cisision	歯槽頂切開	64
critical gap	臨界間隙(ボーダーライン)	68
crushing	挫滅	7, 20
culture media	培地	10
Cushing's syndrome	クッシング症候群	39
cutting needle	三角針	14
cutting resistance	切削抵抗	46, 71
cytotoxic agent	細胞毒薬剤	18

D

dab	押し付ける	10
dead space	死腔	12, 27
decontamination	汚染除去	12
delayed loading	遅延型荷重	88
denature	不活性化する	65
dermis	真皮	23
desiccation	乾燥	9, 20

diabetes (mellitus)	糖尿病	39
diabetes mellitus medication	糖尿病治療薬	44
differential white blood count	白血球分画	41
differentiation	分化	35
dirty wound	感染創傷	54
disrupted periosteum	損傷した外骨膜	29
diuretic	利尿薬	45
drain	ドレーン	12
drug addiction	薬物依存	18
duct formation	交通路の形成	21

E

early failure	早期失敗	73
early loading	早期荷重	87
EBM	科学的根拠に基づいた医療(EBM)	96
edema	浮腫	18
electrical coagulation	電気凝固	10
endocrinologic	内分泌疾患の(内分泌疾患用薬)	44
endosteum	内骨膜	29
endothelial buds	血管内皮細胞の発達	25
endothelial cell	血管内皮細胞	22, 23
enzymatic lysis	溶解作用	26
epidermis	上皮	23, 24
epinephrine	エピネフリン	11
epithelial cell	上皮細胞	23
erythema	発赤	35
essential nutrients	必須(必要な)栄養素	18
estrogen	卵胞ホルモン	44
everting suture	外反縫合	15
Evidence Based Medicine	科学的根拠に基づいた医療(EBM)	96
external callus	外仮骨	30
external cartilaginous callus	外軟骨性仮骨	30
external cartilaginous callus formed by chondroblasts	軟骨芽細胞由来の外軟骨性仮骨	30
external pressure	外圧	26
extremes of temperature	過熱	9

F

failed implant	失敗したインプラント	89
failing implant	失敗しつつあるインプラント	89
fat droplets of marrow	骨髄脂肪滴	29
fibrin	フィブリン	22
fibrin strands	フィブリン策	24
fibrinolysis	線維素溶解	24
fibroblast	線維芽細胞	23, 24

fibroblast migrating along fibrin strands	フィブリン索に沿って移動する線維芽細胞	25
fibronectin	フィブロネクチン	24
fibroplasia	線維増殖	24
fibroplastic stage	組織修復期	22, 24
fibrous matrix	線維基質	29
flap dehiscence	フラップの裂開	8
flap necrosis	フラップの壊死	8
flap tearing	フラップの裂傷	8
fluid collection	体液の蓄積	22
foreign body	異物	56
foreign material	異物	24
formation of hematoma	血腫形成	10

G

general body condition	全身状態	38
germinal epithelium cell	胚上皮細胞	21
glycosaminoglycans	ムコ多糖類	33
greenstick fracture	若木骨折	30
ground substance	基質	24

H

haversian canal	ハバース管	29
healing by primary intension	一次治癒	27
healing by secondary intension	二次治癒	27
healing by tertiary intension	三次治癒	27
healing period	治癒期間	87
helper T-lymphocyte	ヘルパーT細胞	35
hematocrit : Ht	ヘマクトリット	41
hematoma	血腫	12, 26
hemoglobin : Hb	ヘモグロビン	41
hemostasis	止血	10
hepatitis B surface antigen and antibody	HBs抗原・抗体	42
histamine	ヒスタミン	22, 23, 35
hormonal disorders	ホルモン異常	39
host organism's immune system	生体免疫機構	26
humoral immunity	液性免疫	35
hydralazine	ヒドララジン	45
hyperbaric oxigen chamber : HBO chamber	高圧酸素室	57
hyperbaric oxigen therapy : HBO therapy	高圧酸素療法	57
hyperparathyroidism	上皮小体亢進症	39
hyperthyroidism	抗甲状腺製剤	44
hypertrophic cardiomyopathy	肥大性心筋症	18
hypodontia	5本以下の先天性歯牙欠如	53
hypothyroidism	甲状腺機能低下症（甲状腺製剤）	44

I

immediate implant installation after extraction	抜歯後即時埋入	28
immediate installation into extraction socket	抜歯窩への即時埋入	83
immediate loading	即時荷重	87
immobility	固定	30
immune system	免疫系	35
impede	阻害する	22
implant stability quotient : ISQ	インプラント固定係数	72
implant surface	インプランの表面性状	34
incision	切開	20
incision technique	切開法	64
increased platelet aggregation	血小板凝集亢進	57
inert foreign materials	不活性な外来材料	32
infection	感染	54
inflammatory stage	炎症期	22
ingrowth	侵入増殖	26
inorganic bone structure	無機的な骨構造	33
inorganic phosphorus	無機リン	43
installation site	植立部位	51
insulin	インスリン	44
insulin independent diabetes mellitus	インスリン非依存型の糖尿病	18
internal callus	内仮骨	30
internal pressure	内圧	26
interrupted suture	結節縫合	16
interstitial space	組織間隙	18
interstitial tissue	間質組織	22
intravenous sedation	静脈内鎮静法	11
inverting suture	内反縫合（内反した縫合）	15
irradiation	放射線治療	18
irradiation	放射線被爆	20
ischemia	虚血	26, 67
isozyme	アイソザイム	40
ISQ	インプラント固定係数	72

K

ketone body	ケトン体	43
kinin	キニン	35

L

laceration	裂傷	27
lactate dehydrgenase：LDH	乳酸脱水素酵素	40
lag phase	遅滞相	22
late failure	晩期失敗	73
learning curve	学習曲線	63, 69
leukocyte	白血球	23
lithium	リチウム	45
longitudinal study	縦断的研究	87
long-term follow-up study	長期追跡研究	62
loose connective tissue	疎な結合織	18
loss of function	機能障害	35
lymphatic obstruction	リンパの流れの阻害	18
lymphocyte	リンパ球	24
lymphokine	リンフォカイン	35

M

macrophage	マクロファージ	35
malnutrition	栄養障害	54
marrow cavity	骨髄腔	29
means of promoting wound hemostasis	創傷の止血法	10
message	伝令	35
metabolic disease	代謝性疾患	54
methyldopa	メチルドーパ	45
microfracture	微小骨折	67
micromovement	微小動揺	67
microradiograph	マイクロラジオグラフ	46
migration	移動	21
migratory phase	移動相	25
minimization	最小化	22
mono-cortical anchorage	モノコーティカル固定	69
monocyte	単球	35
monocyte precursor cells	単球前駆細胞	29
monofilamentous	モノフィラメントの	14
morphology	形態学	46
mucobuccal incision	口腔前庭切開	64
mucopolysaccharide	ムコ多糖類	33
multicenter study	多施設研究	62
multifilamentous	マルティフィラメントの	14

N

necessary numbers of supporting implants	支持インプラントの必要本数	77
necrosis	壊死	65
necrotic debris	壊死組織片	26
necrotic tissue debridement	壊死組織除去	12
needle	縫合針	14
neutrophil	好中球	35
new bone	新生骨	30
new bone replacing cartilaginous callus	軟骨性仮骨を置換している新生骨	30
new osteoid	新生類骨	33
nitrate	硝酸塩	44
nonresorbable	非吸収性の	14
non-self	非自己	26
nonsmoker	非喫煙者	58
nonsteroidal anti-inflammatory drug	非ステロイド系抗炎症剤	45
non-submerged implant	1回法インプラント	84
nonviable layer	壊死層	33
nutrient	栄養	26
nylon	ナイロン	14

O

oligodontia	欠歯症	53
one stage technique	1回法	84
open gaps between endothelial cell	（血管拡張によって）内皮細胞間に生じた間隙	23
oral contraceptive	経口避妊薬	44
ossify	骨化する（骨化）	30
Osstell®	共振周波数分析器	95
osteoblast	骨芽細胞	29, 35
osteocalcin	オステオカルシン	43
osteoclast	破骨細胞	29, 35
osteoconduction	骨伝導	33
osteocyte	骨細胞	65
osteogenic cells	骨形成原細胞	29
osteogenic cells of endosteum	内骨膜由来の骨形成原細胞	29
osteogenic cells of periosteum	骨膜由来の骨形成原細胞	29
osteoid	類骨	29
osteoinduction	骨誘導	33
osteomalacia	骨軟化症	39
osteoporosis	骨粗鬆症	39
osteoradionecrosis	放射線骨壊死	57
over-and-over stitch	オーバーアンドオーバー縫合	17
overcooling	凍傷	20
overheating	熱傷	20
oxygen	酸素	26

oxygen-carrying capacity	酸素運搬能	10

P

Paget's disease	ページェット病	39
pain	疼痛	35
parathyroid hormone：PTH	副甲状腺ホルモン	43
passive fit	優れた適合性	95, 96
pathologic condition	病的な状況	12
pericyte	血管周皮細胞	23
periosteum	外骨膜	29
Periotest	ペリオテスト	71
Periotest value：PTV	ペリオテスト値	71
phagocytic activity	貪食作用	35
phagocytosis	貪食過程	26
physical	物理	20
plasma	血漿	22
plasma cell	形質細胞	35
plasmin	プラスミン	24
platelet	血小板	24
pluripotential mesenchymal cells	間葉系細胞	24
polyester	ポリエステル	14
polymorphonuclear leukocyte	多形核白血球	23, 35
polymorphonuclear leukocyte dysfunction	多形核白血球の機能障害	57
polypropylene	ポリプロピレン	14
prazosin	プラゾシン	45
preoperative antibiotics (administration)	抗生剤術前予防投与	55
progestin	黄体ホルモン	44
proliferative phase	増殖相	25
promote	促進する	22
prospective study	前向き研究	68
prostaglandin	プロスタグランジン	22, 23, 35
protease	タンパク分解酵素	20
protein	タンパク	24
prothrombin time：PT	プロトロンビン時間	42
psychotropic	向精神薬	45
pulling	引っ張り	9
pulmonary medication	肺疾患用薬剤	45

R

red blood cell：RBC	赤血球	41
redness	発赤	35
reduced blood flow	血流阻害	57
reduction	整復	30
reepethelialization	上皮の再生	27
regenerative ability	再生する能力	21
remodeling stage	組織再構築期	22, 24
removal torque	除去トルク	69, 87
replacement	ホルモン剤	44
reserpine	レセルピン	45
residual growth period	思春期後の緩やかな成長期	53
residual islands of cartilage in new bone	新生骨内の軟骨残遺	31
resonance frequency (RF) analysis：RFA	共振周波数分析	72
resorbable	吸収性の	14
restored vascular integrity	再生した毛細血管	25
reverse cutting needle	逆三角針	14
rheumatic disease	リウマチ性疾患	39
rheumatoid arthritis	リウマチ性関節炎	39

S

scab	痂皮	21
scar formation	瘢痕形成	27
sediment in urine	尿沈渣	43
silk	絹糸	14
simple loop suture	単純縫合	16
Sjögren's syndrome	シェーグレン症候群	39
smoker	喫煙者	58
smoking	喫煙	57
stimulation	刺激	35
strangulated	絞扼された	26
stromal cell	培養骨髄間質細胞	60
submerged implant	2回法	84
suction drain	吸引ドレーン	12
surgical anatomy	臨床解剖学	7
surgical experience	手術経験	62
suture ligation	結節	11
suturing	縫合	13
swelling	腫脹	35
syphilis test	梅毒検査	42
systemic hypotension	低血圧症	26
systemic lupus erythematodes	全身性エリテマトーデス	39
systemic vasoconstriction	全身的な血管収縮	57

T

tapered needle	丸針	14
tension free	テンションフリー	8, 26

tension free flap		
	テンションフリーな（組織に緊張のない）フラップ	64
thermal coagulation	熱凝固	10
threshold	閾値	65
thrombin	トロンビン	11
thrombogenic agent	血栓形成剤	20
thyroid medication	甲状腺ホルモン剤	44
tissue hooks	ティッシュフック	9
tissue injury	組織損傷	65
tonicity	浸透圧	20
toothed forceps	有鉤ピンセット	9
tranquilizer	トランキライザー	45
transducer	トランスデューサー	72
transulated plasma	漏出血漿	22
transulation	漏出	18
tropocollagen	トロポコラーゲン	24
two stage technique	2回法	84

U

unphysiologic	非生理的	20
urine glucose	尿糖	43
urine occult blood	尿潜血	43
urine protein	尿タンパク	43

V

vascular phase	血管相	22
vascularity	血液供給	30
vasoconstrictive substance	血管収縮薬	11
vasoconstrictor	血管収縮剤	20
vasodilation	血管拡張	35
vertical mattress suture	垂直マットレス縫合	16
vessel	脈管	29
vestibular incision	口腔前庭切開	64

W

warmth	熱感	35
well-reduced bone fracture		
	適切に整復された骨折	27
white bolld cell：WBC	白血球	41
wipe	拭く	10
wound contraction	創傷の収縮	26
wound healing	創傷治癒	22

Z

Zone I	オトガイ孔間	88

プロフィール

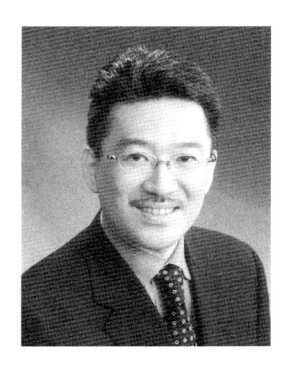

古賀 剛人（こが たけと）

- 1960年　佐賀県生まれ．
- 1986年　東京歯科大学卒業．
- 1989年　渡米留学．
- 1990年　千葉市美浜区，幕張新都心にて開業（古賀テクノガーデン歯科）．現在に至る．
- 1995年　医療法人社団玄同会設立．千葉市美浜区，幕張ベイタウンにて分院開設（パティオス・デンタル・オフィス：MIOインプラントセンター併設）．現在に至る．
- 1997年　スウェーデン，Uppsala大学口腔顎面外科大学院留学（Craniofacial Implantology専攻，主任教授Jan M Hirsch）．
- 1999年　Uppsala大学口腔顎面外科よりCertificate授与（Advanced Implantology）．

〈所属〉
Academy of Osseointegration, European Academy for Osseointegration，日本口腔外科学会，Journal Club, Club 22，ブローネマルクシステム講師．

〈主な著作〉
「人生の成功は歯で決まる」（1997，ダイヤモンド社）（共著），「科学的根拠から学ぶインプラント外科学　応用編」（2004，クインテッセンス出版），「科学的根拠から学ぶインプラント外科学　偶発症編」（2007，クインテッセンス出版）．その他，「インプラント臨床におけるチタンの応用～その開発と将来の展望に関する概説～」（1998，Quintessence DENT Implantol）など，論文多数．

〈著者連絡先〉
- ●古賀テクノガーデン歯科
    Tel：043－274－6480

- ●パティオス・デンタル・オフィス
    （MIOインプラント・センター）
    Tel：043－211－0511

ホームページ：www.dental-implant.jp
e-mail：mtgkoga@attglobal.net

〈初筆一覧〉
古賀剛人．インプラント外科学再考：生物学的根拠から見つめ直す手術学．Quintessence DENT Implantol. 1999；6(4)－2000；7(6)．連載全9回．
舘山良樹，古賀剛人．即時荷重インプラントの臨床と共鳴振動周波数分析（Osstell）による評価法．Quintessence DENT Implantol. 2002；9(3)：47-58.